新 フッ化物ではじめる むし歯予防

筒井 昭仁　八木 稔／編

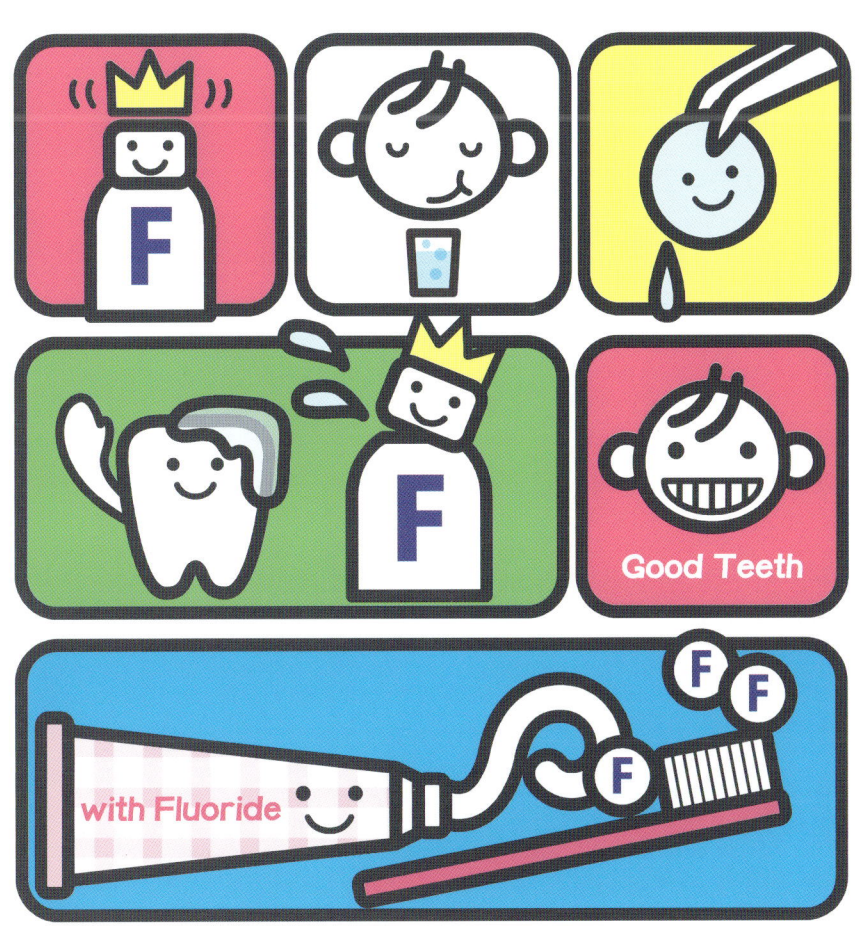

医歯薬出版株式会社

This book is originally published in Japanese
under the title of :

SHIN FUKKABUTSU DE HAJIMERU MUSHIBAYOBOU
(Fluoride Use in Oral Health Care : A New Edition)

Editors :
TSUTSUI, Akihito
　DDS, PhD

YAGI, Minoru
　DDS, PhD

© 2011　1st ed.

ISHIYAKU PUBLISHERS, INC.
　7-10, Honkomagome 1 chome, Bunkyo-ku,
　Tokyo 113-8612, Japan

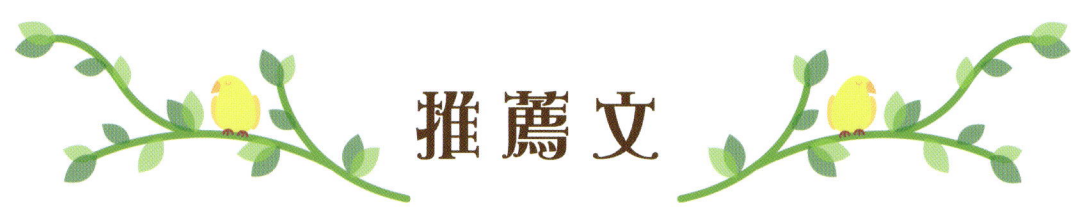

推薦文

物語としてのフッ化物応用

　むし歯予防の「フッ素」とのこれまでの35年を超える付き合いを通して，今，改めて考えさせられることは，歯科分野にとっての，このテーマの尽きない広がりと深さです．

　世界のあまたの地域を舞台として，20世紀を通貫する問題として論議され，21世紀に至る今，歯科保健，医療にとっての新たな物語としての意味を失わない対象であるということに一種の驚きを覚えます．

　2002年11月に日本口腔衛生学会が刊行した「フッ化物ではじめるむし歯予防」の改訂版としての本書の編集に際し，日本歯科医師会の立場で，このテーマに対する感想の一端を述べる機会を得たことは，冒頭で述べた「フッ素」との長期にわたる関わりのうえからも感慨深いものがあります．

　本書の目的は，初版の推薦文を執筆された，中垣晴男口腔衛生学会理事長(元)の「近年の学問・研究の進歩を取り入れた，歯科臨床や地域保健(公衆衛生)の現場で活躍している歯科医師，歯科衛生士などにとって，より実践的な本が必要とされるに至りました……」との一文に集約され，その主旨は，現在さらに重要なものになっていると考えられます．

　換言すれば，フッ化物応用がむし歯予防策の一つから，予防の可能性を原点とする歯科保健，医療のあり方の前提として位置付けられていく流れを，より具体的な目的意識をもって，その時々の環境の移り変わりを確認し実践していく作業の一環として，今回の企画もあるということではないでしょうか．

　約10年前の初版発刊当時，日本の歯科保健，医療におけるフッ化物利用にとって，大きな変節点がありました．1999年（平成11年11月）の日本歯科医学会による「フッ化物応用についての総合的な見解」の発表，2000年（平成12年2月）の日本歯科医師会による「フッ化物応用（水道水へのフッ化物添加）に関する見解」の発表，2002年（平成14年9月）の口腔衛生学会による「今後のわが国における望ましいフッ化物応用への学術支援」の表明，2003年（平成15年1月）の厚生労働省による「フッ化物洗口ガイドライン」の発刊などを列挙できます．

　この一連の動きの核心は，日本歯科医学会・日本歯科医師会・日本口腔衛生学会・厚生労働省などの日本の歯科保健，医療に中心的に関与する主体が集中的に「フッ化物の応用に関する見解」を示し，協働姿勢を社会に表明したという事実です．

　21世紀の保健，医療の捉え方の基本課題として，地球規模の環境との整合性が問われています．20世紀の科学技術への過度の依存への反省として提起されるこの命題に深く関わりつつ，一世紀に及ぶ先駆的な知見を積み重ねた結果として，今，世界で実施されている慢性疾患に対する予防手段が「フッ化物応用」です．

　本書が歯科に関わる人々の日々の臨床や保健活動の具体的な行動の糧となり指針となると同時に，歯科分野の様々な角度からの分析，評価の総合的なテーマである「フッ化物応用」が，歯科界の可能性の「物語」に繋がることを願ってやみません．

2011年1月

日本歯科医師会常務理事　池　主　憲　夫

はじめに

WHOは，日本の歯科保健・医療を以下のように評しています．
1. 砂糖消費量は先進国のなかでもっとも少ない．
2. 歯科医師数は充足し，すぐれた歯科医療サービスが提供されている．
3. 保健センターなどで，歯科保健指導やう蝕予防サービスが行われている．
4. しかし，ほかの先進諸国と比較したとき，日本の歯科医療にはもっとも重要なものが欠けている．それはフッ化物の利用である．

これは1985年発表の見解で，その後，フッ化物配合歯磨剤シェアは急速に伸び2010年以降90%となっています．施設単位フッ化物洗口法も普及傾向にあり，104万人（全国4～14歳小児の8.2%，2014年）にまで拡大しており，一層の普及が望まれます．一方，水道水フロリデーションの導入については，いまなお将来にもち越されたままで，関係者はいままで以上に真剣に取り組むべき課題と考えます．

わが国の12歳児の平均DMFTは，2005年の歯科疾患実態調査で1.7本，2011年で1.4本でした．これはWHOのデータバンクにおいてDMFTが1.2～2.6の「低い国」に位置していますが，先進国の多くが0～1.1の「非常に低い国」となっている現状からすると，これでよしとする状況にはありません．また，「健康日本21」における12歳児目標は平均DMF1以下で，真の目標は"むし歯ゼロ児"を増やすことです．そして，8020運動実現の最上流にむし歯予防があると考えます．

WHOが指摘している上記の1～3に，積極的なフッ化物応用を加えることによって，わが国のう蝕予防の状況を世界のトップレベルに引き上げることも十分可能です．

カイスの3つの輪やニューブラウンの説明図（カイスの輪に時間要因を加味）で表されるように，う蝕は多くの要因によって発生する疾病です．したがって，その予防も多くの要因それぞれに対応するものでなければなりません（**図1**）．

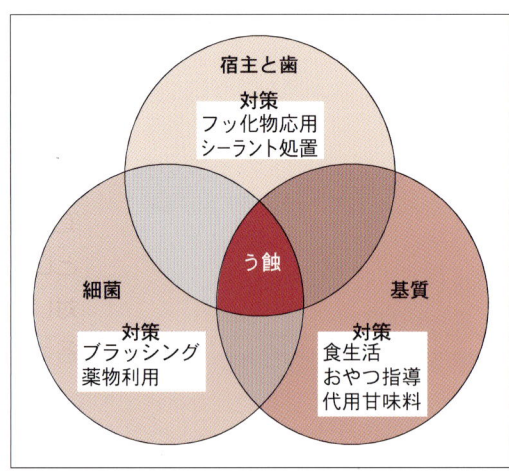

図1　う蝕の発生要因（カイスの3つの輪）とそれに対応した各種予防方法

米国の予防サービス専門調査班は，各種のう蝕予防の方法についてEBM（evidence-based medicine）の観点と現実的な応用の場面を考慮して，**表1**の

表1　う蝕予防方法の評価と利用勧告（米国予防サービス専門調査班，1989*）

予防法	証拠の質	利用勧告の強さ
フッ化物応用　　全身応用：水道水フッ化物濃度調整，フッ化物錠剤　　局所応用：フッ化物洗口，フッ化物歯面塗布，フッ化物配合歯磨剤利用	I　　　　　I	A　　　　　A
シーラント処置	I	A
食事のコントロール　　甘食摂取を控える　　就寝中の哺乳瓶使用をやめる	II-2　　III	A　　B
個人による歯口清掃　　フッ化物が配合されていない歯磨剤利用による歯磨き，フロスの応用	III	C
定期的な歯科検診	III	C

証拠の質基準
　I　：1つ以上の正しくデザインされた無作為コントロール研究から得られた証拠
　II-2：複数の調査機関による，よくデザインされたコホート研究または症例コントロール研究分析から得られた証拠
　III　：臨床的経験，記述的研究，熟達した委員会の報告にもとづいた社会的地位のある権威者の意見
利用勧告の強さ基準
　A　：その項目を行うべきだという勧告を支持する確かな証拠がある．
　B　：その項目を行うべきだという勧告を支持する証拠がある．
　C　：その項目を行うべきだと考えられる証拠が乏しい．しかしほかの団体からは勧告される可能性もある．
*：1996年の第2版では，う蝕予防と歯周疾患予防を区別せずに評価されているので，今回は1989年の初版のう蝕予防法の評価を採用した．

ように整理し，推奨を行っています．

　この内容は，診療室，家庭，園・学校，地域などでう蝕予防を行う場合に，どの方法を，あるいはどのような組み合わせを選択したらよいかを判断する際の基準となります．フッ化物応用は，いずれもう蝕予防効果に関する証拠のレベルが高く，強く推奨される予防方法に位置づけられています．ほかの予防方法との組み合わせによって，さらなるう蝕の減少をもたらすことでしょう．

　国内において，1999年以降だけでも，日本歯科医学会，日本口腔衛生学会，厚生労働省，日本学校歯科医師会によって次々に声明が発表され，適正なフッ化物利用によるむし歯予防方法の有効性，安全性が示されてきています．近年の国際情報として，FDI政策声明「水道水フロリデーションによる口腔保健の推進」（2014年9月，第102回総会）が注目されます．日本歯科医師会も重要な加盟団体として本声明文の推敲作業にかかわってきた経緯があり，また「本情報は一般市民に対しても理解できる表現で公開されなければならない」との記述があり，わが国でも各地でフロリデーションの科学を学習する強いきっかけになるものと期待されます．

　自院での予防管理システムのなかで，あるいは行政・教育委員会との共同事業や歯科医師会の地域活動など多くの場面でフッ化物応用が可能です．う蝕予防はもとより，8020の実現やQOLの向上に向けて，フッ化物応用の拡大が望まれます．

（小林清吾）

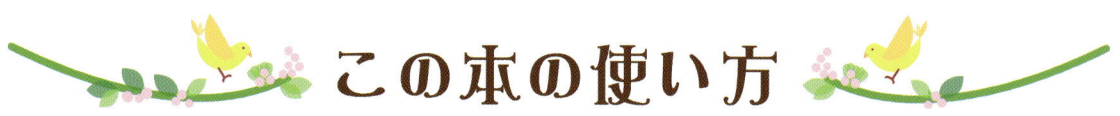
この本の使い方

① 診療室でフッ化物応用をすすめるとき

　フッ化物歯面塗布，フッ化物洗口，フッ化物配合歯磨剤など代表的な局所応用について，それぞれ最初のページに「応用場面の写真」と「特徴」を示しました．特徴は，一般の方が理解しやすいように専門用語を避けた表現としてありますので，そのまま読んでもらうことも可能です．

　また，う蝕予防効果の認識は，すすめる際の説得力につながります．成人，高齢者に対する効果も含めて各応用法の後半に掲載しました．

　気になる保険適用の手続きは，〔保険診療におけるフッ化物局所応用〕（資料2）に一括しました．参考にしてください．

　なお，診療システムにフッ化物応用を取り入れる要点については，〔診療室の実際〕にまとめました．30年近い経験をもとに書かれたノウハウは，すぐにでも役立つことでしょう．

② 来院者からの質問に自信をもって答えるために

　「飲み込んだら，どうなるの？」「害があると聞いたんですけど…」「どの歯磨き剤に入っているの？」など，診療室ではフッ化物についてのいろいろな質問が飛び交います．

　とっさの質問のために，〔フッ化物応用-Q&A-〕を用意しました．わかりやすいイラストも添えてありますので説明用にも使えます．

　説明のなかにはppmやmgといった数量・単位も必要になるでしょう．〔数字でみるフッ化物〕（資料3）に，よく出る数字をまとめました．さらに，突っ込んだ質問には，〔フッ化物とは〕，〔フッ化物とその働き〕〔う蝕予防とフッ化物応用の歴史〕を用意しました．一度読んでおくと，余裕をもった答え方ができ，聞いている側に安心感が伝わります．

③ 地域のなかでフッ化物応用を広めるとき

　フッ化物応用は，「健康日本21」の戦略として取り入れられたポピュレーション・ストラテジー（集団全体に対する取り組み）にピッタリの予防法です．最近では，フッ化物応用を組み込んだ口腔保健に関する"条例"が都や県で制定されてきています．専門家としての情報提供の機会も増えることでしょう．

　幼稚園医，学校歯科医の方々，また歯科医師会として公衆衛生活動を担っている方々は，〔地域の実際〕をご一読ください．条例の意図や，地域でフッ化物応用をゼロからスタートし，導入，定着させるまでに出くわしたハードルと，それらを乗り越えた体験談がまとめてあります．

　また，水道水フロリデーションについても条件が整い，いくつかの自治体で実施が検討されています．最新情報を〔日本のフッ化物応用〕に整理しましたのでご利用ください．

④ フッ化物に対する知識の整理に

　診療室にフッ化物応用を取り入れるには，歯科医師，歯科衛生士，その他のスタッフにフッ化物応用についての共通認識が必要となります．また，実際の応用の場面では，歯科衛生士の活躍部分が多くなりますし，窓口にも役割が出てきます．院内スタッフによる輪読をおすすめします．

　そして，さらに詳しい情報がほしい，という方には，〔参考資料〕のページを用意しました．歯科医師会や歯科衛生士会の勉強会にもお使いいただければ，会としての合意形成や見解づくりにも参考になることでしょう．

⑤ 行政や学校の関係者にも

　いまやフッ化物は，あらゆる年齢層に使われて効果を発揮しています．数値目標が設定された「健康日本21」の歯の健康にとって，手堅い手段の1つです．

　地域や学校などでの健康プログラムづくりには，歯科専門家以外のさまざまな職種の参画が予想され，そのなかで予防法の採択が行われます．その際，厚生労働省，日本歯科医師会，日本歯科医学会，日本口腔衛生学会などの専門機関，学術団体のフッ化物応用の推奨（〔参考資料〕参照）や，EBMの観点から整理されたフッ化物応用の優先性（〔はじめに〕参照）は，多職種間の合意形成に役立つことでしょう．

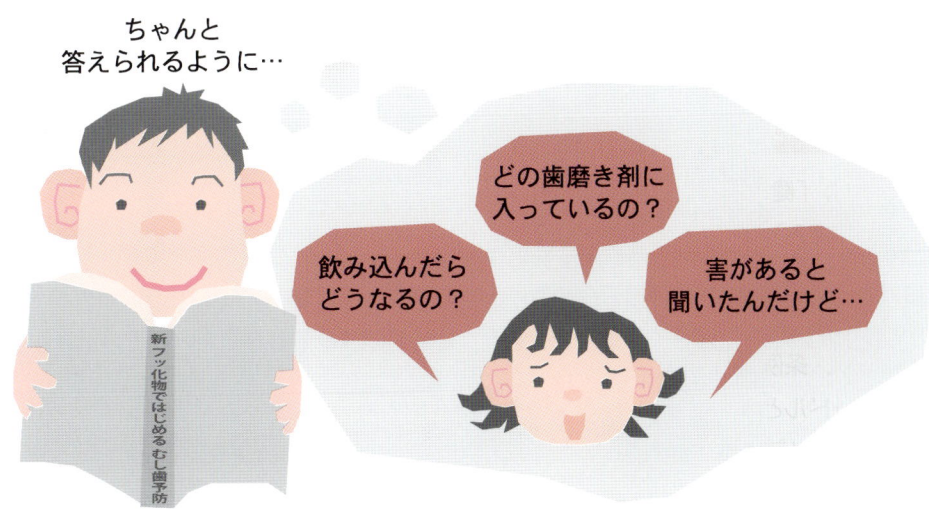

もくじ

推薦文……III　　はじめに……IV　　この本の使い方……VI

I．各種のフッ化物局所応用　1

1　フッ化物歯面塗布　3
1．フッ化物歯面塗布の種類と使用薬剤　4
　1）歯ブラシ法　2）綿球法　3）トレー法
2．フッ化物歯面塗布の実際　6
　1）対象年齢　2）実施頻度　3）フッ化物歯面塗布の手順　4）フッ化物歯面塗布後の注意事項
3．フッ化物歯面塗布のう蝕予防効果　10
　1）乳歯う蝕を半分以下に予防　2）永久歯にも効果的
4．フッ化物歯面塗布の使用製剤量と安全性　12
　1）ジェル，溶液の使用量の注意　2）歯のフッ素症について

2　フッ化物洗口　13
1．フッ化物洗口に使われるフッ化物の種類　14
　1）製品化されている洗口剤　2）フッ化ナトリウム粉末
2．フッ化物洗口の実際　16
　1）対象年齢　2）効果的な実施頻度　3）実施手順（家庭編）　4）実施手順（保育園・幼稚園，小・中学校編）
3．フッ化物洗口のう蝕予防効果　26
　1）永久歯う蝕を半分以下に予防　2）成人，高齢者のう蝕予防にも効果を発揮　3）う蝕予防効果の持続
　4）平滑面，前歯において特に高いう蝕予防効果　5）費用の面でも効率のよい方法

3　フッ化物配合歯磨剤の利用　29
1．フッ化物配合歯磨剤　30
　1）日本の歯磨剤の9割がフッ化物配合　2）歯磨剤のフッ化物濃度
　3）年齢に合わせたフッ化物配合歯磨剤の選択と利用
2．フッ化物配合歯磨剤を効果的に利用するために　33
　1）対象年齢　2）使用回数　3）歯磨剤の量　4）うがいの回数　5）歯磨き後の注意点
3．フッ化物配合歯磨剤のう蝕予防効果　36
　1）乳歯う蝕について　2）根面う蝕について

4　低年齢児への家庭内フッ化物応用　39
1．低年齢児への家庭内フッ化物応用とは　40
　1）対象年齢　2）種類と使用製剤　3）応用回数と使用量
2．低濃度（フッ化物濃度100 ppmF）のフッ化物溶液による歯磨き　41
　1）溶液の作製　2）歯磨きの実際　3）う蝕予防効果　4）溶液の渡し方と家庭での保管
3．泡状のフッ化物配合歯磨剤の塗布ブラッシング　45
4．ジェル状のフッ化物配合歯磨剤によるダブルブラッシング　46
5．フッ化物スプレーの噴霧　46

5　各種フッ化物局所応用の選択──複合応用について　47
1．年齢，う蝕罹患性とフッ化物局所応用　48
　1）吐き出しができない低年齢児　2）吐き出しができる3歳ごろ　3）一定時間のうがいができる4，5歳　4）小・中学生　5）青年，成人　6）高齢者

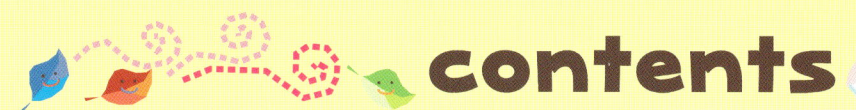
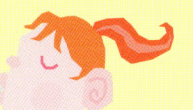

資料1:フッ化物徐放性修復材料　50　　資料2:保険診療におけるフッ化物応用　54

II．各場面におけるフッ化物局所応用　55

1　診療室の実際　……………………………………………………………………57
1．診療室におけるフッ化物応用の要件　57
2．診療室におけるフッ化物応用の位置づけ　58
　1）予防対象者のすべてがフッ化物の適応者　2）長期に継続して応用することが必須条件　3）長期に継続して来院してもらうために　4）予防や健康づくりの主役は来院者自身　5）プロフェッショナルケアとセルフケアにより予防効果アップ
3．フッ化物応用による予防システムの概要　64
　1）乳幼児期（0～3歳）のフッ化物応用　2）4～12歳の幼児・学童期のフッ化物応用　3）13～19歳の少年期から青年前期のフッ化物応用　4）青年期以降のフッ化物応用
4．フッ化物洗口を継続させるために　66
　1）歯科医院側の努力──洗口液の補充を忘れない　2）来院者側の努力──歯科医院のバックアップが大切
5．まとめ　68

2　地域の実際　……………………………………………………………………69
◆都道府県の事例◆
1．歯科保健医療に関する条例の施行　70
　1）条例の意義と理念　2）北海道の条例の特徴
2．条例制定当時の背景　71
　1）口腔保健の水準　2）歯科保健医療の状況
3．条例が施行されるまでの経緯と経過　72
　1）条例制定の発端　2）活発な議論
4．条例におけるフッ化物洗口の位置づけ　73
5．フッ化物洗口普及のための具体的な措置　73
　1）フッ化物洗口実施のための基盤整備　2）フッ化物洗口実施のための解説書づくり　3）フッ化物洗口実施基礎研修の開催　4）フッ化物洗口の位置づけと普及の目標　5）フッ化物洗口導入支援策の展開　6）フッ化物洗口に対する関係者の認識の変化
6．施策推進のキーポイントは議員と行政の協働　76
　1）施策推進の原動力1：議員主導の条例提案　2）施策推進の原動力2：条例制定までの活発な議論　3）施策推進の原動力3：施策立案や予算要求も議員と相談，協議
7．今後の展望　77
◆市町村の事例◆
1．フッ化物応用プログラムの発展　78
2．フッ化物応用プログラムを選択するまで　78
　1）県レベルでの取り組み　2）地域レベルでの取り組み
3．地域におけるフッ化物洗口実施への合意形成　79
　1）実施目前に起こった反対運動　2）まずは「地域に出る」ことから　3）フッ化物歯面塗布プログラムからのスタート

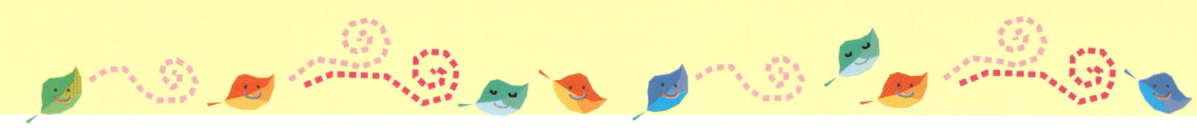

4．フッ化物洗口プログラム実施に向かって再スタート　80
5．フッ化物洗口の導入へ　80
　1)無理のないかたちで導入　2)反対運動の沈静化　3)自由参加
6．小児永久歯のう蝕有病状況の変化　81
7．生涯にわたる歯の健康づくりへ　81

III．フッ化物応用―すすめるポイント，答えるポイント― 83

1 フッ化物応用―Q&A― 84
2 フッ化物とは 95
1．フッ素とフッ化物　95
2．自然環境物質としてのフッ化物　96
　1)自然界に存在するフッ化物　2)あらゆる食品に含まれているフッ化物　3)フッ化物は国際機関が認める栄養素
3．フッ化物の代謝と生理　98
　1)身体に取り入れられたフッ化物とその排泄　2)身体の中のフッ化物
4．フッ化物の適正な摂取量とその許容量　100

3 フッ化物応用とその働き 101
1．全身・局所応用とフッ化物の存在様式　101
　1)全身応用　2)局所応用　3)歯質内外のフッ化物の存在様式
2．フッ化物のう蝕予防メカニズム　102
　1)う蝕の発生（脱灰と再石灰化）　2)初期う蝕について　3)フッ化物の脱灰抑制作用　4)フッ化物の再石灰化促進作用　5)高濃度フッ化物の作用

4 う蝕予防とフッ化物応用の歴史 107
1．人の暮らしのなかから生まれたう蝕予防のためのフッ化物応用　107
　1)"ヒトにとって不利益な"奇妙な歯の発見とその原因調査（I期）　2)"ヒトにとって有益な"フッ化物濃度の推定（II期）　3)フッ化物応用の研究（III期）　4)各種フッ化物応用の普及へ（IV期）

5 日本のフッ化物応用 111
1．フロリデーション　111
　1)自然の状態で飲料水のフッ化物が過剰だった地域　2)フロリデーションの実施と中断　3)わが国の至適フッ化物濃度　4)水道水のフッ化物濃度調整装置　5)日本のフロリデーション実施の検討
2．日本におけるフッ化物局所応用――普及の歴史と現状　116
　1)フッ化物洗口　2)フッ化物配合歯磨剤　3)フッ化物歯面塗布
3．フッ化物応用の反対論　119

資料3：数字でみるフッ化物　120　　フッ化物の過量摂取に対する救急処置　122
用語解説　123　　参考資料　126　　文　献　129
「NPO法人 日本フッ化物むし歯予防協会」は全国のフッ化物応用の普及を支援します　133
索　引　134　　執筆者一覧　136

＊顔写真はすべて許諾を得て掲載しています．

イラスト：森野さかな

I. 各種のフッ化物局所応用

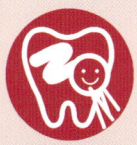 1. フッ化物歯面塗布

 2. フッ化物洗口

 3. フッ化物配合歯磨剤の利用

 4. 低年齢児への家庭内フッ化物応用

 5. 各種フッ化物局所応用の選択
　　　　──複合応用について

資料1：臨床で用いられる徐放性フッ化物製剤
資料2：保険診療におけるフッ化物局所応用

　フッ化物局所応用には，大きく分けて上記1〜3の3つがあります．
　次ページの表のように，フッ化物の濃度が低いものは応用回数を多くし，濃度の高いものは回数を少なくするということで設定されています．
　各応用法を複合して利用することも可能です．
　対象者に合わせて応用法の選択，あるいは組み合わせを考えましょう．

表 フッ化物局所応用の種類と特徴

項目	フッ化物歯面塗布	フッ化物洗口		フッ化物配合歯磨剤 (吐き出しができない低年齢児の利用*も含む)
応用	ジェル,溶液,泡状	溶液		ペースト,泡状,液体
種類	リン酸酸性フッ化ナトリウム(APF) フッ化ナトリウム(NaF)	フッ化ナトリウム(NaF)		フッ化ナトリウム(NaF) モノフルオロリン酸ナトリウム(MFP) フッ化スズ(SnF_2)
濃度	9,000 ppmF	225 ppmF (時に,250,450 ppmF)	900 ppmF	いずれも1,500 ppmF以下
頻度	年4回以上を推奨	毎日,週5回	週1回	1日1回以上
方法	・歯ブラシ法,綿球(棒)法 ・トレー法	・勢いよく1分間洗口し,吐き出す(ポリコップ,紙コップ使用) 注)実施後30分間は飲食,うがいをしない		歯磨き
対象	・乳歯が生え出した直後〜4歳 (4歳以降はフッ化物洗口と併用) ・成人,高齢者の定期来院者	・集団応用として4〜15歳 ・矯正装置装着者 ・成人,高齢者(隣接面,歯頸部,歯根面う蝕の予防)		全年齢層 注)吐き出しができない3歳未満児は,以下の低年齢児用歯磨剤を使用 ・500 ppmF 歯磨剤 ・950 ppmF 泡状歯磨剤 ・100 ppmF 液体歯磨剤(フッ化物スプレー)
応用	・歯科医院,保健所などで実施 ・専門家(歯科医師,歯科衛生士)による塗布	・家庭で実施 ・歯科医師の指示に従って就学前施設,小・中学校,高齢者施設で実施 ・集団用・家庭用とも,製品化された洗口剤がある		・家庭で実施
応用量	・ジェル:約1g(9 mgF) ・溶液:2 ml(18 mF)	・就学前:5〜7 ml ・小・中学生,成人・高齢者:10 ml 前後		・3〜6歳未満はグリンピースサイズ(約0.25 g)を使用 ・6歳以上は歯ブラシの植毛部の約半分量(約0.25〜0.5 g)を使用
効果	・乳歯:30〜40% ・永久歯:30%	・乳歯:4歳未満では洗口できないために効果が期待できない ・永久歯:50〜80%		・乳歯,永久歯:20〜30%
特徴	・乳歯・永久歯ともに応用できる ・希望した者のみが対象となる ・施術者が専門家(歯科医師,歯科衛生士)に限られる ・実施場所が限定される ・費用が高い ・年に4回以上,塗布に出向かなければならない	<園,小・中学校> ・多人数の集団で実施できる ・費用が安い ・関係者が多く,実施までの手続きが複雑 ・準備,後片づけに人手を要する(紙コップの利用によって解消可能) <家庭実施> ・個人的に実施できる ・習慣化するまで声かけを行う <共 通> 注)溶解前の洗口剤の管理に注意		・実施に際して特別な手続きが不要(歯磨き習慣が定着している)

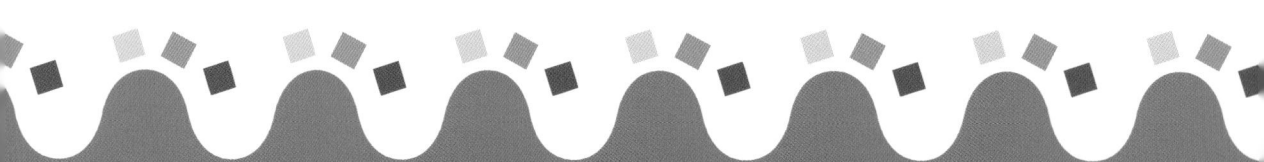

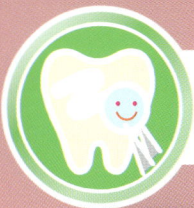

Ⅰ. 各種のフッ化物局所応用

1. フッ化物歯面塗布

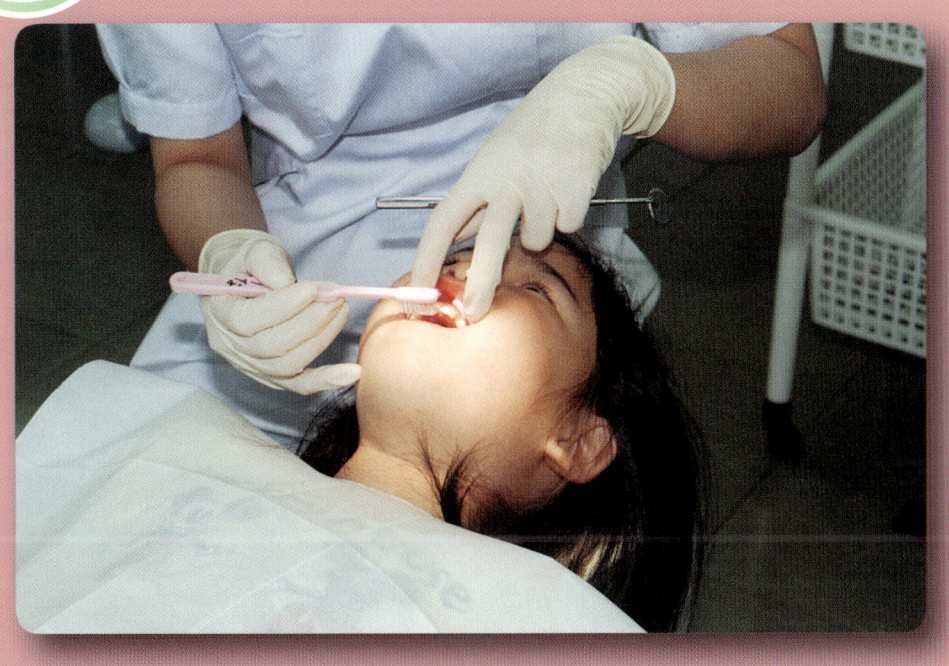

特　　徴

1. 乳歯および永久歯のどちらにも効果的です．
2. 歯ブラシ法の場合，**歯磨きと同じ要領で塗布**できるので，子どもたちにも受け入れられやすい方法です．
3. 塗布の時間は，**1〜4分程度**です．歯数により異なります．
4. 低年齢児や，うがいのできない人に対するフッ化物応用として有用です．
5. **生え始めの歯には特に効果的**です．歯の萌出が認められたら実施しましょう．
6. **3〜4カ月ごと**の塗布が効果的です．
7. 継続して行うことで効果を高めます．
8. フッ化物洗口やフッ化物配合歯磨剤など，他の局所応用と組み合わせると，さらに効果が高まります．
9. 使用量についての注意が必要なため，歯科医師や歯科衛生士など**歯科専門職が行う方法**です．
10. 地域保健の場面では，1歳6カ月児および3歳児健診や，その他の乳幼児健診の機会を利用して行うと，より多くの子どもたちに応用できます．

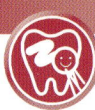

Ⅰ.各種のフッ化物局所応用

1 フッ化物歯面塗布の種類と使用薬剤

フッ化物歯面塗布には，歯ブラシや綿球，綿棒などを用いる方法があります．何を用いるかによって製剤も異なりますが，効果に変わりはありません．

1）歯ブラシ法（図1）

おもな製剤：2％リン酸酸性フッ化ナトリウム（APF）溶液を主成分とするジェル状の「フルオール・ゼリー歯科用2％®」

歯ブラシを用いて歯面にジェル状のフッ化物製剤を塗布します．

特別な器具を用いるわけでなく，普段から使い慣れている歯ブラシを利用する（持参してもらったものが使える）ため，子どもには「歯磨きと同じですよ」という声かけができます．

「フルオール・ゼリー歯科用2％®」のように透明または半透明の製剤を用いる場合は，塗り残しを防ぐために，塗布する部位をよく確認しながら用いましょう．

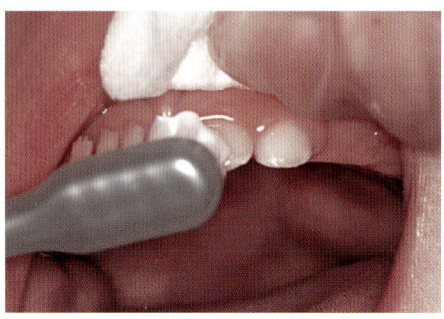

図1　歯ブラシ法
歯ブラシの毛先にジェル状のフッ化物製剤をつけ，歯面に塗布する．

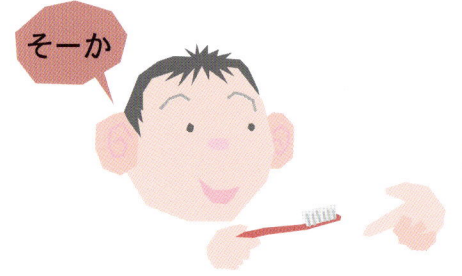
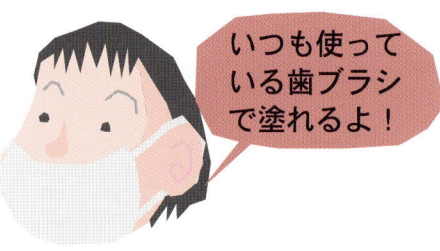

2) 綿球法（図2）

おもな製剤：2％リン酸酸性フッ化ナトリウム溶液「フローデンA®」
　　　　　　2％フッ化ナトリウム溶液「フルオールN液®」

綿球，あるいは綿棒に溶液状のフッ化物製剤を浸して歯面に塗布します．

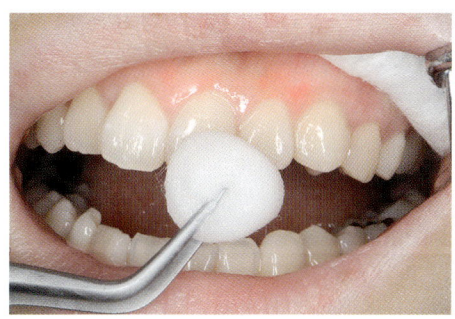

図2　綿球法
　綿球をピンセットでつまみ，溶液状のフッ化物製剤を浸して歯面に塗布する．綿棒でも代用できる．綿球の大きさは，乳歯か永久歯か，あるいは塗布の範囲に応じて適切に決める．

3) トレー法（図3）

　トレー法とは，既成のトレーまたは個人の口腔に合わせたトレーに，ジェル状および溶液状のフッ化物製剤をのせ，その製剤を歯面に接触させて塗布する方法です．
　2％フッ化ナトリウム溶液がボトルから出るときに，泡状となる「バトラー フローデンフォームN®」は，トレー法の製剤として便利です．

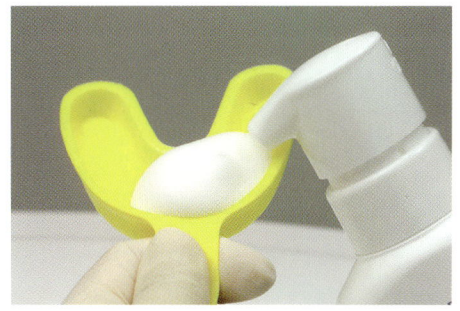 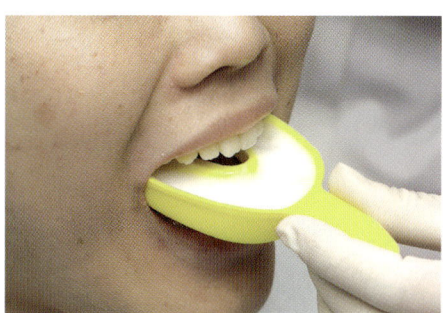

図3　トレー法
歯列全体を覆うようにトレーを挿入する．

Ⅰ. 各種のフッ化物局所応用

2 フッ化物歯面塗布の実際

1) 対象年齢

(1) 歯の萌出期が重要

生え始めが特に効果的です．乳歯の場合は萌出後の早い時期（生後 10 カ月ごろ）から，また，永久歯の場合は，前歯または第一大臼歯が萌出する 4～5 歳ごろからフッ化物歯面塗布を開始し，その後も定期的に塗布を行うようにしましょう．

(2) 乳歯の場合：吐き出しができるようになったら

フッ化物配合歯磨剤による歯磨きと併用すると，乳歯う蝕の予防に効果的です．

(3) 永久歯の場合：うがいができるようになったら

フッ化物洗口と併用すると，永久歯う蝕の予防に効果的です．

(4) う蝕ハイリスクの人たちの場合

歯科矯正治療中および口腔乾燥症など，う蝕感受性が高いと考えられる人たちには，フッ化物歯面塗布が推奨されます．

(5) 成人，高齢者の場合

根面う蝕の予防にも効果的です．あらたな根面う蝕の発生を抑えます．

2) 実施頻度

少なくとも年 2 回以上，できれば，年 4 回以上実施しましょう．

フッ化物歯面塗布は，実施頻度が多いほど高い効果が得られます．

診療室におけるフッ化物歯面塗布は，う蝕予防の定期健診のなかに組み込んで行われます．3 カ月ごとの定期健診時に行うことによって，年 4 回の塗布回数となります．

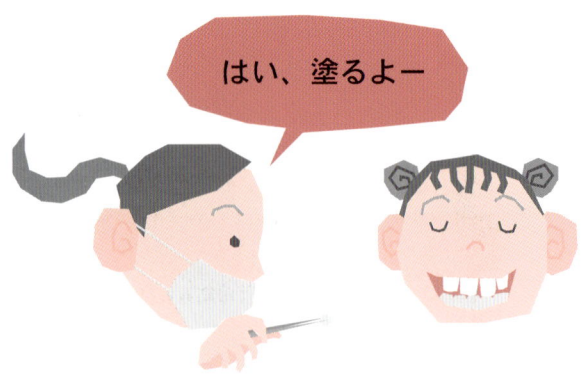

1. フッ化物歯面塗布

3）フッ化物歯面塗布の手順

（1）器材・薬剤の準備（図3）

　フッ化物歯面塗布で使うものをあらかじめトレーに準備します．水の入ったコップは取り下げておきましょう．塗布の最中に水を飲んでしまったり，うがいをしてしまうと，効果が期待できないためです．

（2）歯面清掃（図4）

　塗布前の歯磨きの有無によるう蝕予防効果には，明らかな差がなく，必須ではありません．しかし，口腔衛生に主体的に取り組んでもらうために，塗布に先立って歯を磨いてもらいましょう．

（3）簡易防湿と乾燥

　ロールワッテをあてて（図5），エアで歯面を乾燥させ，塗布する歯に唾液が付着することを防ぎます．

（4）薬剤の塗布（図6）

① フッ化物歯面塗布用のジェルまたは溶液をブロックごと（通常，上下の前歯，上下左右の臼歯の6ブロックに分ける）に塗布します．
　塗布にかかる時間は，萌出歯の数や患者さんの協力の程度などによって異なりますが，1〜4分間でほとんど完了します．
② ジェルは1人1回1g程度（パイル皿のくぼみにすり切り1杯：図3）をめどとします．
③ 溶液の場合，1人1回2mlをカップに取って，そこに綿球を浸します．
④ 塗布後，余剰の製剤を，ガーゼやロールワッテを使って除去します．製剤が歯面に少々残っても心配はありません．

（5）防湿除去（図7）

　簡易防湿に用いたロールワッテを除きます．取り忘れることがないよう注意しましょう．

> **Point　複合応用のきっかけ**
> 　歯ブラシを用いたフッ化物歯面塗布は，歯磨きを連想させるため，患者さんや保護者から歯磨剤使用の質問が出ることがあります．このようなときに，年齢に応じてフッ化物配合歯磨剤の使用をすすめると，複合応用のきっかけとなります．

I. 各種のフッ化物局所応用

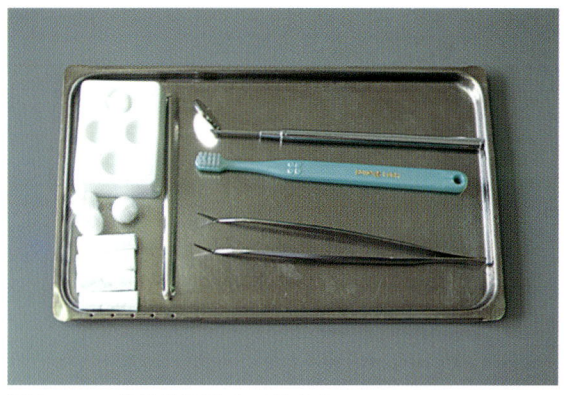

図3　フッ化物歯面塗布で使うもの
　トレー右：上より，ミラー，歯ブラシ，ピンセット
　トレー左：上より，パイル皿（ジェルを入れる），綿球，ロールワッテ

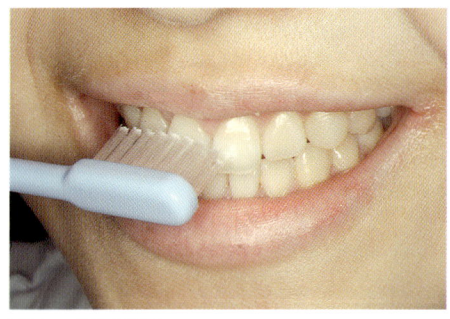

図4　歯面清掃
　口腔衛生に主体的に取り組んでもらうために，歯磨きのできる年齢の子どもには，自分で磨いてもらうことをすすめる．

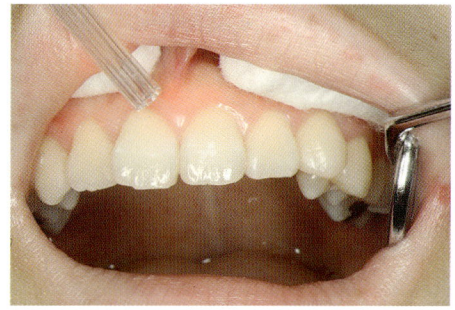

図5　簡易防湿と乾燥
　ロールワッテをあてて簡易防湿を行い，軽くエアを吹きつけて歯面を乾燥させる．

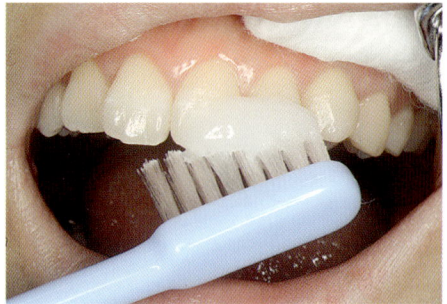

図6　製剤の塗布
　歯ブラシの毛先にジェル（綿球や綿棒なら溶液）をつけ，歯面に塗布する．上顎の防湿が容易であるため，上顎から先に塗布する．

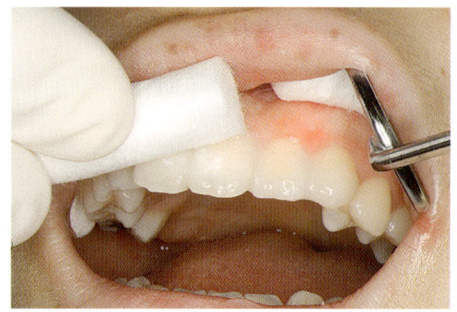

図7　防湿除去
　簡易防湿に用いたロールワッテを除く．余剰の製剤を除去する．製剤が歯面に多少残っていても心配はない．

4) フッ化物歯面塗布後の注意事項

① 口にたまった唾液は，そのまま吐き出すように指示します（うがいは不可です）．
② 塗布後30分間はうがいや飲食をしないように指導します．
③ 繰り返して行うことでフッ化物の効果が得られることを伝え，再塗布への動機づけにします．
④ 他のフッ化物応用（フッ化物洗口，フッ化物配合歯磨剤など）や他のう蝕予防（甘味の適正摂取など）についても説明します．

> **Point** 塗布時間とうがい禁止時間
>
> 　従来，フッ化物歯面塗布の時間は4分間とされていました．しかし，乳歯を対象とした歯ブラシ法の集団応用の場合，1～2分の実施であっても，効果が確認されています．
> 　また，塗布後のうがいや飲食の禁止時間（30分間）についても，最近，基礎的研究において再検討がなされ，禁止時間短縮の可能性が示されています．

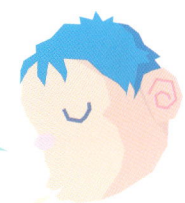

たまった唾液は
うがいをせずに
そのまま出す

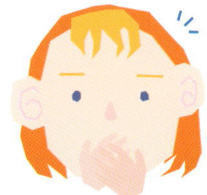

30分はうがいも
食事もしないで

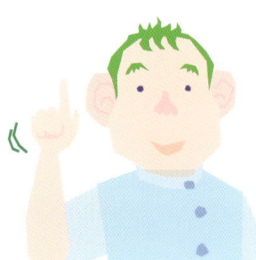

繰り返し
塗布を行うと
効果があがります

Ⅰ. 各種のフッ化物局所応用

3 フッ化物歯面塗布のう蝕予防効果

1）乳歯う蝕を半分以下に予防

　乳歯にフッ化物歯面塗布を行うと，30〜70％のう蝕予防効果が得られます．
　生後10カ月から3歳までの期間，2カ月に1回歯ブラシ法によるフッ化物歯面塗布を行い，ベースラインと3年後の3歳児の乳歯う蝕の比較研究が行われました．その結果，乳歯う蝕有病率は80.5％から48.5％に減少し，平均dmft（1人平均乳歯う蝕経験歯数）も6.3から2.0と，68％の減少効果が得られています（**図8**）．
　また，フッ化物歯面塗布の回数が多くなるほど減少率も大きくなっていました（**図9**）．

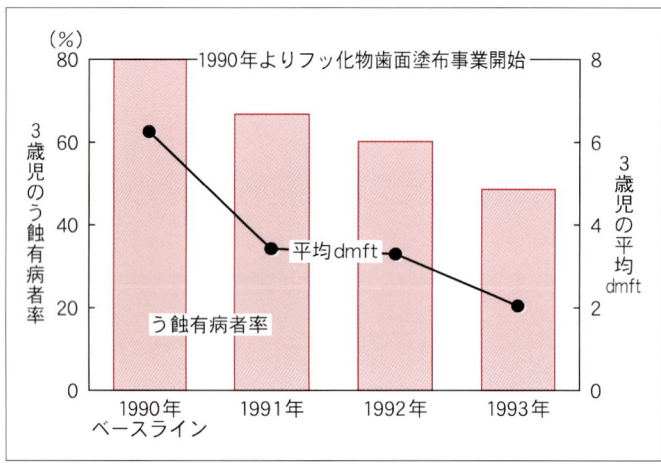

図8　フッ化物歯面塗布による乳歯う蝕の予防効果
　生後10カ月から3年間，2カ月に1回の塗布．（西田ほか，1999[2)]）

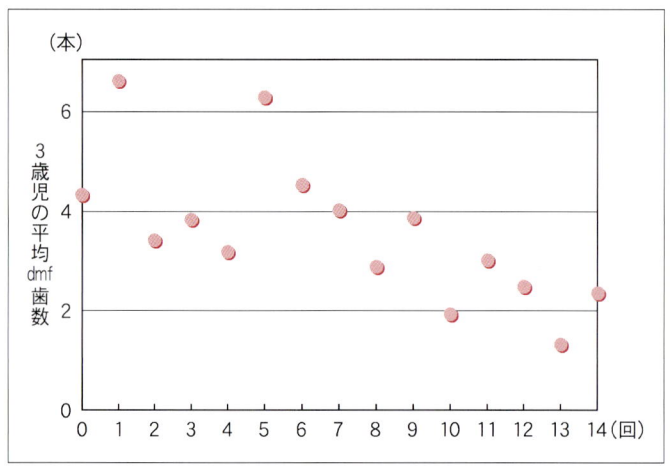

図9　フッ化物歯面塗布の回数と3歳児の平均dmf歯数
　（西田ほか，1999[2)]）

2）永久歯にも効果的（図10）

　永久歯に対するフッ化物歯面塗布のう蝕予防効果は，対象年齢や塗布回数によって幅がありますが，20～40％となっています．

　永久歯に対してもう蝕予防効果を発揮しますので，フッ化物歯面塗布は全年代を通じての応用が望まれます．

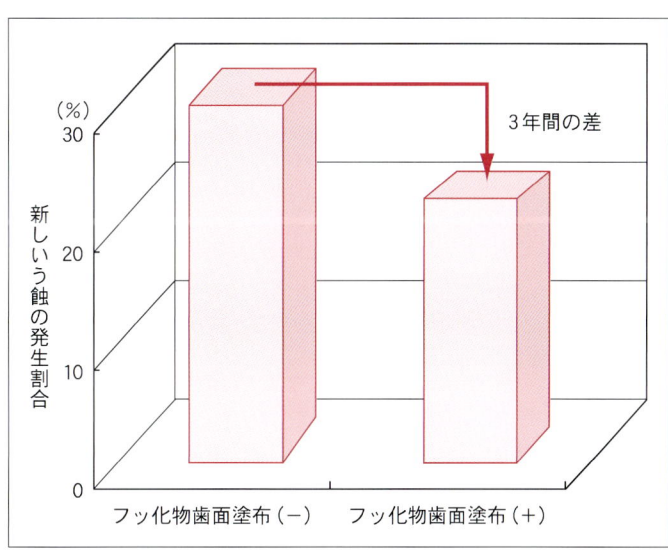

図10　永久歯に対するフッ化物歯面塗布の効果（3年間の新しいう蝕の発生割合）
（河野，1983[5]）

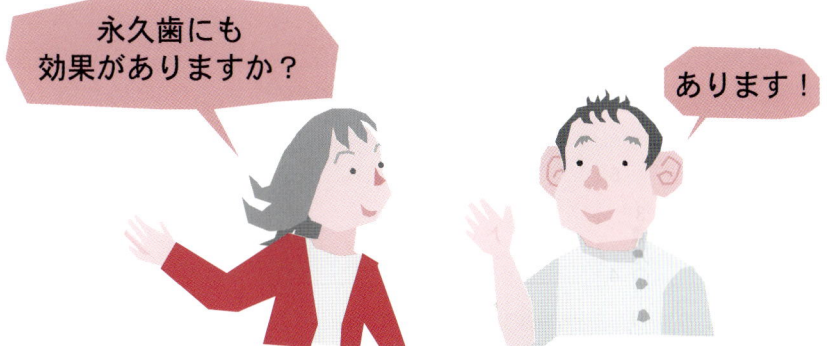

Ⅰ. 各種のフッ化物局所応用

4 フッ化物歯面塗布の使用製剤量と安全性

1) ジェル，溶液の使用量の注意

　フッ化物歯面塗布に用いられるジェルまたは溶液の1人分量（それぞれ1g，2mℓ）を全部飲み込んだとしても，急性中毒の危険性はありません．

　しかし，フッ化物歯面塗布に用いられる製剤のフッ化物濃度は9,000 ppmFであり，う蝕予防に用いるフッ化物のなかでは，もっとも高い濃度です．したがって，次のことには十分注意しましょう．

（1）薬液の保管

　子どもの手の届かないところにおきましょう．

（2）適量を守ること

　使用するフッ化物製剤は，1人分を塗布前に用意しておきましょう．

2) 歯のフッ素症について

　フッ化物歯面塗布による歯のフッ素症の発現は，応用される頻度とフッ化物の量からして，心配する必要はありません．

COLUMN

なぜ「歯ブラシ法」が普及したのでしょうか？

　「歯ブラシ法」は時間がかからず，負担が少ないため乳幼児に応用しやすい簡便な術式です．乳歯を対象とした自治体における集団応用のフッ化物歯面塗布プログラムでは，もっとも多い採用率（47％）となっています[7]．

　安全性についていえば，摂取されるフッ化物の量を調整するために，既製の歯科用パイル皿を用意して，そのくぼみにジェルをすり切り一杯（約1g）入れて，この量の範囲内で塗布を行います．その際の摂取量については，すでに安全量であることがボランティアを募った調査によって確認されています[8]．

　「歯ブラシ法」よりも応用しやすい術式が，学術的な裏付けをもって開発されない限り，乳歯を対象とした集団応用のフッ化物歯面塗布プログラムにおいては，これからも「歯ブラシ法」が普及していくものと思われます．

「イオン導入法」はより効果的？

　集団用の「フッ素イオン導入装置」を用いた調査では，「イオン導入法」によるう蝕予防効果の追加は確認されませんでした[9]．

（八木　稔）

Ⅰ. 各種のフッ化物局所応用
2. フッ化物洗口

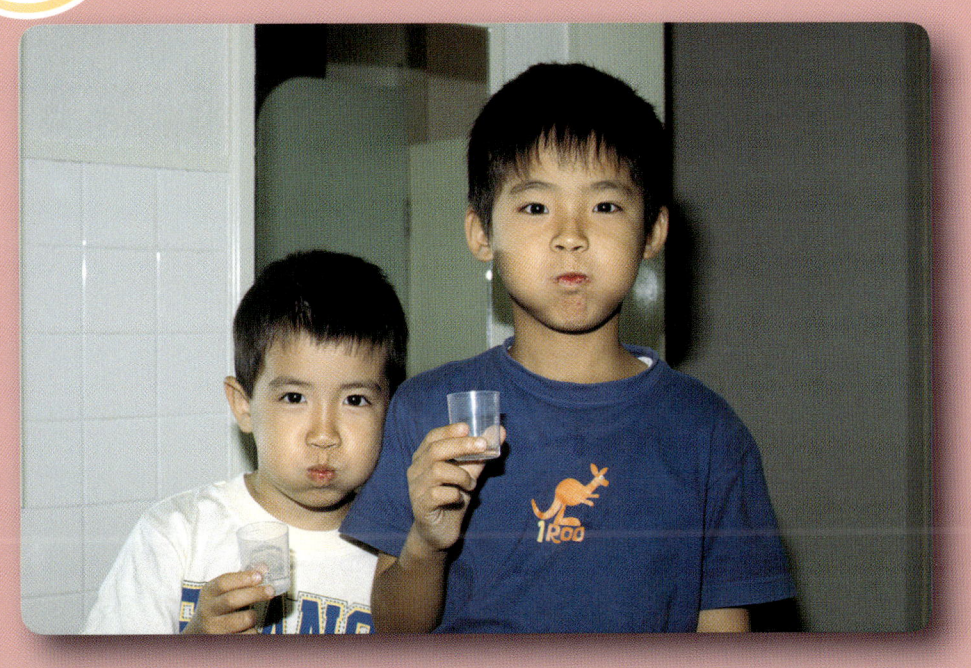

特　徴

1. **1分間**のブクブクうがいで効果を発揮します．
2. **4歳から**の実施により永久歯で50〜60％のむし歯予防効果があり，特に前歯のむし歯はほとんどみられなくなります．
3. 歯ブラシの届かない奥歯の溝の部分や，歯と歯の間にもフッ化物が届き，むし歯に対して**抵抗性のある歯**を育てます．
4. 少し溶け始めた歯の表面をもとに戻してくれます（**再石灰化**を強く促進します）．
5. フッ化物濃度は低く，使用量も少ないため，**安全性の高い方法**です．
6. **安い費用**で実施できます．
7. **毎日1回（あるいは週5回）**行う方法と，**週1回**行う方法があります．
8. 家庭で個人的に行う方法と，園や学校で集団で一緒に行う方法があります．
9. 永久歯の萌出時期（**4〜15歳ごろ**）に継続して行うと効果的です．
10. 成人の歯と歯の間（隣接面）にできるむし歯の予防，高齢者の根面にできるむし歯の予防にも効果的です．
11. 定期的なフッ化物歯面塗布や家庭でのフッ化物配合歯磨剤とも併用できます．
12. シーラント（奥歯の溝をシールする）と組み合わせると，効果的です．

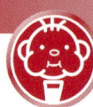

Ⅰ. 各種のフッ化物局所応用

1 フッ化物洗口に使われるフッ化物の種類

　フッ化物洗口には，中性のフッ化ナトリウム（NaF）溶液，あるいは酸性に調整されたフッ化物溶液が使われます．以下に示すように各種洗口剤（液）が商品として認可されています．また，秤量されたフッ化ナトリウム粉末（試薬）を，指示された量の水に溶かしてつくる，あるいは，いったん濃いめの水溶液をつくり，これを指示された量の水に溶かして溶液とする場合もあります．

1）製品化されている洗口剤

　フッ化ナトリウムを主成分とする顆粒剤と溶解ビンがセットとなった製品，そのまま洗口液として使える溶液タイプ，ポーションタイプの製品が販売されています．

（1）顆粒タイプ

　ミラノール，オラブリスが販売されています．使用説明書に従い，専用ボトルを用いて指定された量の水道水に溶解することによって毎日法の洗口液（フッ化物濃度 250 ppm，450 ppm），および週1回法の洗口液（900 ppm）をつくることができます（図1）．最近では保育園・幼稚園や学校等での集団フッ化物洗口実施に際して薬剤師が洗口液を作成する事例が増加しており，それに向けた顆粒剤や溶解ビンも製品化されています（図2）．

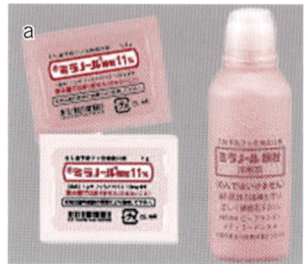 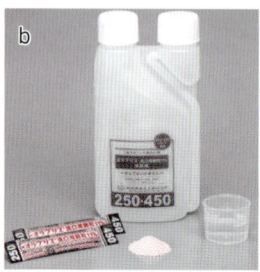 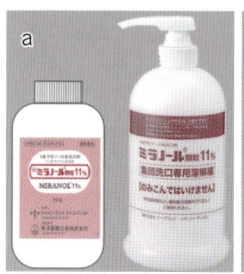 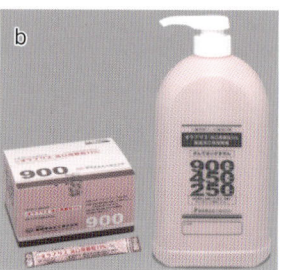

　　　　　　　　　　　　　　　　　　　　　　　　500 g　　700 ml　　　6 g 60包　　1200 ml

図1　家庭用の顆粒タイプ洗口剤
a　ミラノール顆粒 11 %
　【ビーブランド・メディコーデンタル】
b　オラブリス洗口用顆粒 11 %
　【昭和薬品化工】

図2　集団用の顆粒タイプ洗口剤
a　ミラノール顆粒 11 %
　【ビーブランド・メディコーデンタル】
b　オラブリス洗口用顆粒 11 %
　【昭和薬品化工】

（2）溶液タイプ

　第1類医薬品としてフッ化物洗口液（フッ化物濃度 450 ppm）があります．薬剤師による情報提供を要件に薬局やインターネットを通して入手可能です（図3-a, b）．また，歯科医院で提供可能な 450 ppm 洗口液も用意されています（図3-c〜e）．こ

れらは水道水で倍に希釈することにより225ppm溶液としても利用できます．

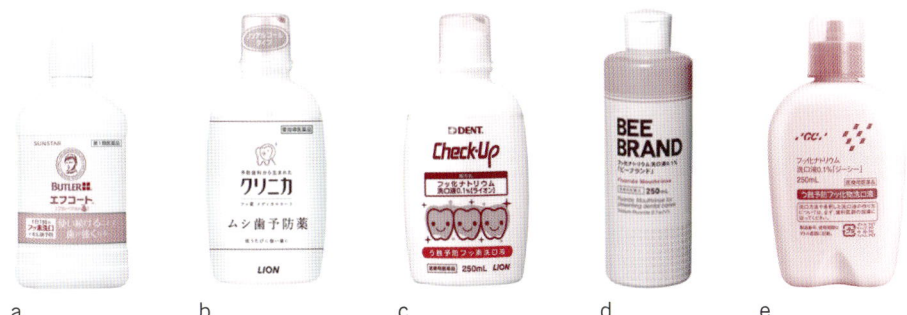

a　　　　　　b　　　　　　c　　　　　　d　　　　　　e

図3　溶液タイプの洗口剤
　a　エフコート（メディカルクール香味，フルーツ香味）【サンスター】
　b　クリニカ フッ素メディカルコート【ライオン】
　c　フッ化ナトリウム洗口液0.1％【ライオン】
　d　フッ化ナトリウム洗口液0.1％「ビーブランド」【ビーブランド・メディコーデンタル】
　e　フッ化ナトリウム洗口液0.1％「ジーシー」250m*l*【ジーシー】

（3）ポーションタイプ
　フッ化物濃度900ppmの洗口液1人1回分10m*l*を小さな容器にまとめたものです（図4）．計量や溶解，コップへの分注等の作業が不要となり，洗口手続きが大幅に簡素化されます．

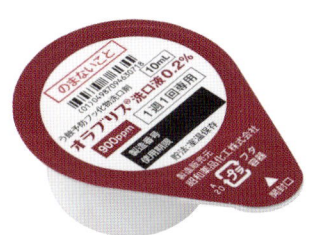

図4　ポーションタイプ洗口剤
オラブリス洗口液0.2％【昭和薬品化工】

2）フッ化ナトリウム粉末

　フッ化ナトリウム（NaF）粉末（特級あるいは1級の試薬）を秤量して使う方法で，秤量には歯科医師免許，薬剤師免許，医師免許のいずれかが必要です．
　製品化されているものよりも安価です．規模の大きな集団実施の場合に，よく使われています（p. 21 参照）．
　また，診療室でも来院者の多くが家庭でフッ化物洗口を実施しているような場合には，次のようにまとめて秤量しておくとよいでしょう．

Ⅰ. 各種のフッ化物局所応用

（1）フッ化ナトリウム粉末を使った洗口の実施ポイント

① 歯科医師が2％NaF溶液（9,000 ppmF）をつくり，これを12.5 m*l* ずつ小ポリビン（図5-①）に小分けし，補充液とします．

② 初回時に，家庭用として小ポリビン（補充液）と家庭用ディスペンサー付きポリ容器（図5-②）を渡します．

③ 家庭では，ポリ容器に補充液と500 m*l* の水道水を入れて薄め（225 ppmFとなる），毎日1回洗口します．

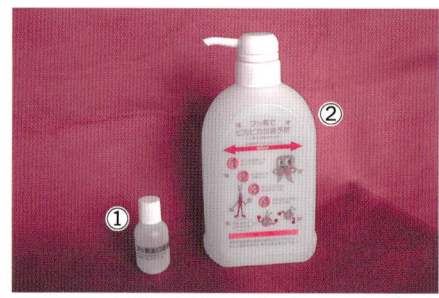

図5　家庭用のフッ化物洗口器材
① 小ポリビン（補充液用）
② ディスペンサー付きポリ容器

④ 前述の洗口液は，毎日法で利用すると約3カ月でなくなるので，3カ月ごとの定期健診と組み合わせて使うのに便利です．健診時には小ポリビンで補充液（9,000 ppmF）のみの持ち帰りとなります．

2 フッ化物洗口の実際

1）対象年齢

4歳から開始し，中学卒業時（15歳）ごろまで継続実施することにより，特に永久歯のう蝕予防に大きな効果を発揮します．もちろん，それ以降の青年や成人，高齢者のフッ化物洗口実施も効果的です．

永久歯の萌出は，早い子どもで第一大臼歯が4歳後半に始まり，順次萌出して最後の第二大臼歯が中学2年生ごろに萌出して完了します．

したがって，4歳から中学卒業時（15歳）ごろまでの継続実施はすべての永久歯萌出直後の成熟を助け，また脱灰後の再石灰化を促進することでう蝕予防効果を発揮します．それ以降の実施は，青年や成人の隣接面う蝕，歯頸部う蝕を予防し，高齢者では根面う蝕を予防します．

> **Point　うがいが上手にできない子には塗布や歯磨剤を！**
>
> 4歳未満では30秒から1分間のうがいが上手にできない子どもが多いため，診療室でのフッ化物歯面塗布や，家庭での低年齢児用フッ化物配合歯磨剤の利用，低濃度（100 ppmF）のフッ化物溶液による歯磨きなどをすすめます．しかし，4歳未満でもうがいが上手にできれば，フッ化物洗口の対象としてもよいでしょう．

2. フッ化物洗口

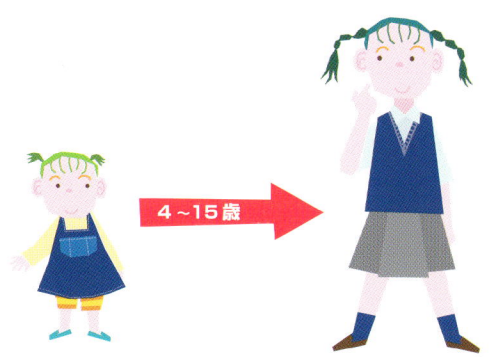

2) 効果的な実施頻度

　フッ化物洗口は，国際的に 225 ppmF フッ化物溶液で毎日（あるいは週 5 回）行う方法と，900 ppmF フッ化物溶液で週 1 回行う方法が普及しています（表1）．

　歯科医院で定期健診の際に家庭用として出す場合は，習慣化の意味で毎日法をすすめるのがよいでしょう．また，保育園や幼稚園で実施する場合にも，毎日の生活習慣の 1 つとして取り入れる意味で毎日法がすぐれています．

　小・中学校などでは，週単位の校時表に位置づけられ，週 1 回法が採用されることが多いようです．

　効果に関しては，ほとんど差はありません．

表1　フッ化物洗口の洗口頻度とフッ化物濃度

	洗口回数	フッ化物濃度
家　庭	毎日 1 回	250 ppmF
保育園・幼稚園	週 5 回	225 ppmF*
小学校・中学校	週 1 回	900 ppmF

*ミラノール®およびオラブリス®の場合は 250 ppmF

Point　就寝前が効果的です

　家庭では，就寝前の歯磨き後がよいでしょう．
　ほかの時間帯でも，洗口後 30 分間の飲食，うがいをしない時間が取れれば，いつでも結構です．

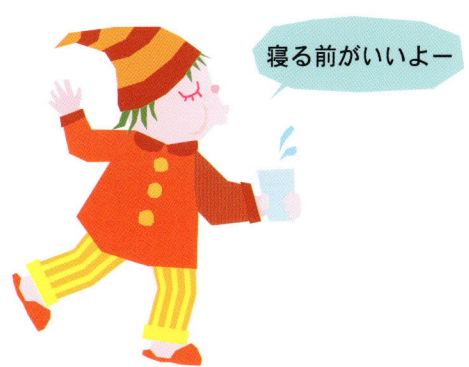

I．各種のフッ化物局所応用

3）実施手順（家庭編）

　家庭では，225 ppmF フッ化物溶液 5〜10 ml による毎日1分間の洗口を行います．フッ化物洗口の一連の流れを**図6**に示しました．なお，実際のフッ化物洗口を始める前に水で数回練習して，1分間のブクブクうがいができることを確かめておくとよいでしょう．

　（1）洗口の流れ

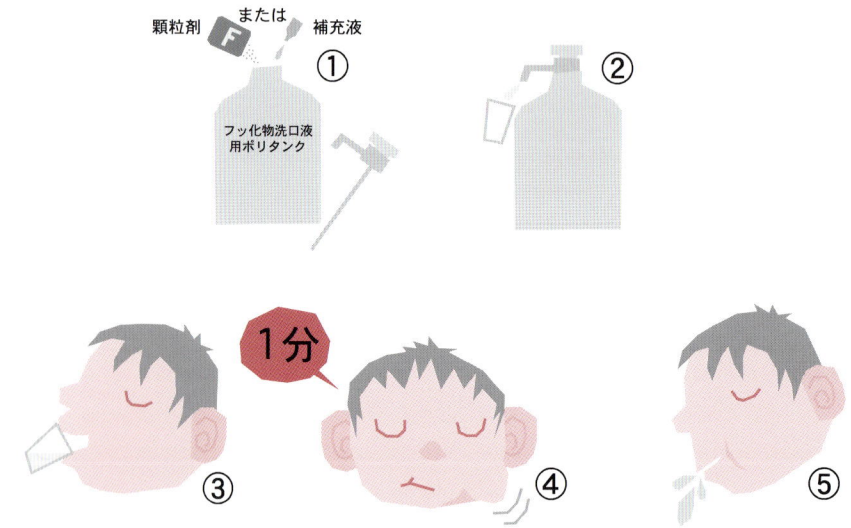

図6　家庭におけるフッ化物洗口の実際

① 製品化された洗口剤を調整あるいは補充液（歯科医院で調合されるフッ化物溶液）を指定量の水に溶かして洗口液をつくる．
② 洗口液1回分をコップに注ぎ分ける．
③ 全量を口に含んで，時計をみながら1分間の洗口開始！
④ 洗口は，勢いよくブクブクとする．上下左右すべての歯面に洗口液が届くようにうがいをする．
⑤ 1分経過したら終了．コップあるいは洗面台に吐き出す．
⑥ コップを洗って終わり．
⑦ 洗口後は，歯の表面にフッ化物が作用しているので，30分間，飲食やうがいをしないようにする．

(2) 保管についての注意点

　製品化された顆粒剤の1包は，洗口20～25回分のフッ化ナトリウム量です．また，水で薄める前の補充液も9,000 ppmFと高濃度です．調整前の顆粒剤や補充液の保管には十分な注意が必要ですし，洗口液として調整する方法や洗口の要領についても指導しておくことが大切です．

　なお，洗口用の濃度に薄めた水溶液は，1回分を飲み込んでも問題ありません．

> **Point　保護者に対する指導の要点──保管について**
>
> ＊ミラノール®，オラブリス®の分包は，子どもの手の届かないところにしっかり保管してください．
> ＊ミラノール®，オラブリス®の顆粒剤を水に溶かすとき（溶液の調整）は，必ず大人が行ってください．
> ＊フッ化物洗口補充液（9,000 ppmFフッ化物溶液）は，家庭に持ち帰ったらただちに指定ポリ容器に入れて，水で薄めてフッ化物洗口液をつくってください．

(3) 継続についての注意点

　順々に生えてくる永久歯のう蝕を予防するには4歳から中学卒業時（15歳）ごろまでの約10年間の長期実施が必要になります．いったん習慣化してしまえばよいのですが，家庭で実施する場合には継続が問題となることが多いようです．単に補充液を渡すだけでなく，継続についての指導も定期的に行うことが大切です．

> **Point　保護者に対する指導の要点──継続について**
>
> ＊習慣化するまでの間，「（フッ化物洗口液による）うがいは？」などと周りから声かけをしてください．
> ＊フッ化物洗口液がなくなったら，早めに新しい洗口液をつくってあげてください．
> ＊1分間のブクブクうがいには，砂時計（1分計）の利用も効果的です．

　なお，疲れて寝てしまったときや旅行に出かけたりした際には洗口を休んでもかまいません．無理のない範囲内で実施することが継続への鍵です．

　指導の要点は，口頭だけでなくパンフレットを用意し，初回時に手渡すことも有用です．図7は，ウェルビーイングで使われている説明および注意事項の書かれたパンフレットです．参考にしてください．

Ⅰ. 各種のフッ化物局所応用

家庭で行うフッ素洗口（毎日法）

歯を強くするフッ素の洗口は、1日1回歯磨きの後にフッ素で1分間うがいをする方法です。
ご家庭で行える簡単で効果的なむし歯予防です。

洗口液の作り方

フッ素洗口用ポリタンク（500ml）にフッ素洗口補充液を残さず入れ、500mlの目盛りまで水を入れるとハイ出来上がり！

方法

1. ポンプを差し込み軽く数回押してください。
2. ポンプを勢いよく2回押すと約7mlの洗口液がでます。
3. それを口に含み全ての歯に行き渡るようにブクブクうがいを1分間！
   （1分間のうがいが無理なようなら、30秒ぐらいから始めましょう！）

ご注意

1. フッ素洗口補充液（原液）をそのまま使用したり、誤飲したりしないように注意しましょう。
2. 新しく洗口液を作るときは、残った洗口液は全部捨ててください。
3. ブクブクうがいが終った後、フッ素が歯に作用する時間が必要です。洗口後30分間はうがいをしたり飲んだり食べたりを避けましょう。
   （就寝前　又は、登校前の洗口をお勧めします。）
4. 洗口液の保管は、直射日光や高温を避けましょう。
   （夏場は、冷蔵庫での保管をお勧めします。）
5. フッ素洗口液は、1人あたり約2ヵ月半もちます。3ヵ月毎の定期検診時にフッ素洗口補充液をお買い求めください。

詳細は、フッ素洗口パンフレット『SMILE』をご参照下さい。
但し、掲載している洗口器具は幼稚園用なので家庭用とは異なります。

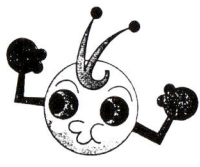
ウェルビーイング

図7　フッ化物洗口のパンフレット（医療法人ウェルビーイング提供）

2. フッ化物洗口

4）実施手順（保育園・幼稚園，小・中学校編）

　学校で行われるフッ化物洗口は，学校保健安全法に規定する学校保健安全計画に位置づけられており，学校における保健管理の一環として行われています．
　集団のフッ化物洗口で使用される器材（図8）と，洗口の流れ（図9）を以下に示します．

（1）洗口の流れ

① 養護教諭が広口ビンなどに入ったフッ化ナトリウム（NaF）粉末を，指定量まで水道水を満たした蛇口付き溶解ポリタンクに入れて，数回振って溶かし，全校分の洗口液をつくります．

② クラス単位のディスペンサー付き分注ビンに，人数分の洗口液を取り分けます．

③ クラスでは担任教師の立ち会いのもとで，保健委員などが紙コップに1人分約10 mlを分注し，児童・生徒に手渡します．

④ 合図とともにいっせいにブクブク洗口を始めます．音楽CD（1分完結）あるいは砂時計（1分計）で1分を計ります．

⑤ 全部の歯の表面にフッ化物洗口液がいきわたるよう，前を向いて強くブクブクうがいを行います．

⑥ 1分経過したらコップに吐き出して洗口終了です．

⑦ 吐き出した洗口液はバケツに捨てます（係が器具を保健室に運び，後片づけをします）．

　紙コップをゴミ袋に捨てて終了となります．余った洗口液は流しに捨てますが，下水中のフッ化物濃度は0.2 ppmF以下であり，水質を汚染することもありません．
　なお，洗口後は歯の表面にフッ化物が作用しているので，30分間，飲食やうがいを避けるようにしましょう．このことに注意して，園や学校などで，洗口の時間帯を設定してください．

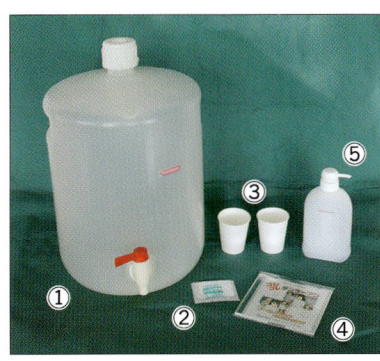

図8　フッ化物洗口用器材
① 蛇口付き溶解ポリタンク
② 計量されたフッ化ナトリウム粉末
③ 紙コップ
④ 音楽CD（1分完結）
⑤ ディスペンサー付き分注ビン

I. 各種のフッ化物局所応用

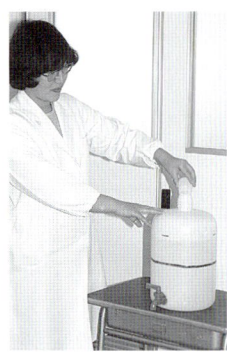

①広口ビンに入ったNaF粉末を，水の入った蛇口付き溶解ポリタンクに入れて溶かす．

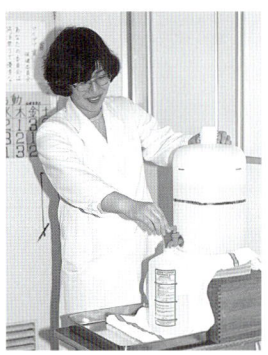

②洗口液を各クラスのディスペンサー付き分注ビンに移す．

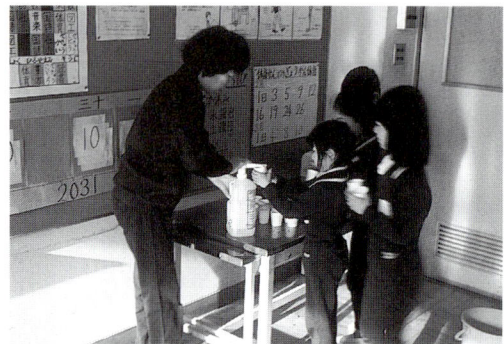

③各児童のコップへ洗口液を分注する．

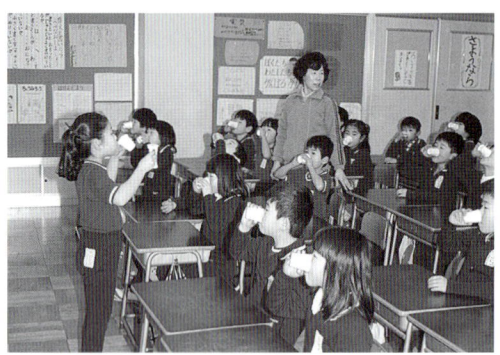

④係の合図でいっせいに始め！

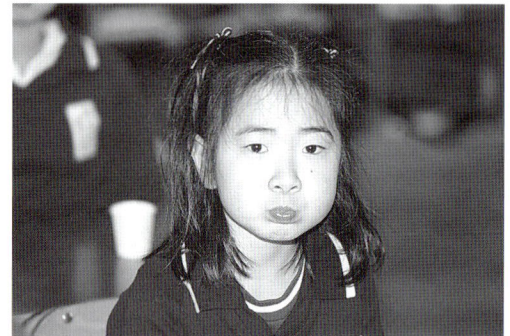

⑤1分間勢いよくブクブクする．

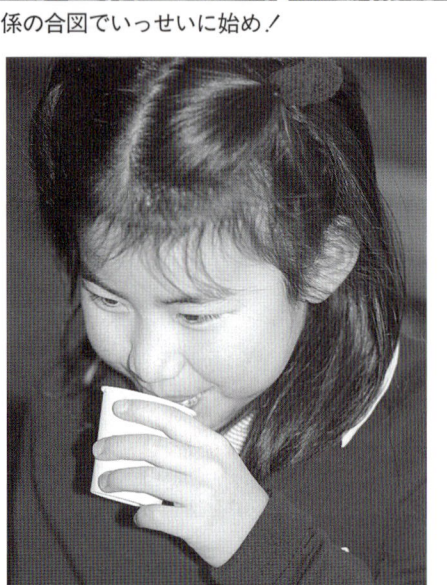

⑥1分たったらコップに吐き出す．

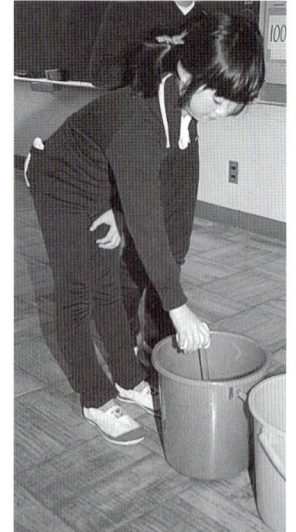 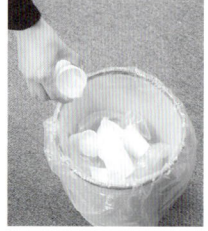

⑦バケツに捨てて終了する．あるいは，ティッシュペーパーにしみこませてゴミ袋に集める．

図9　園や学校におけるフッ化物洗口の実際（筒井, 1996[1]）

（2）フッ化ナトリウムの秤量

フッ化物洗口は一般的に下記の要領で行われます．
- 小・中学校————————0.2％フッ化ナトリウム（900 ppmF）溶液で週1回洗口
- 保育園・幼稚園————0.05％フッ化ナトリウム（225 ppmF）溶液で週5回洗口

1回分として用意するフッ化ナトリウムの量は，対象人数や濃度によって当然異なります．対象人数，濃度（0.2％か0.05％か），洗口頻度（週1回か週5回か）などを明示して，秤量を薬剤師にお願いするか，歯科医師が行いましょう（**図10**）．

例1．児童数500人の小学校で，週1回0.2％フッ化ナトリウム（900 ppmF）溶液で洗口します．
　必要フッ化物洗口液量＝人数×10 ml　→　500人×10 ml＝5,000 ml＝5 l
　余裕をもって分配したいので，必要量に上乗せをします．この場合1 lを上乗せして6 lとしましょう．
　→　0.2％NaF溶液を6 lつくります．必要フッ化ナトリウム量は？

$$0.2\%\ \text{NaF 溶液} \times 6{,}000\ \text{m}l = \frac{0.2\ \text{g NaF}}{\text{水}\ 100\ \text{m}l} \times 6{,}000\ \text{m}l = 12\ \text{g NaF}$$

毎週12 gのNaFが必要になります．

例2．子どもの数80人の幼稚園で，週5回0.05％フッ化ナトリウム（225 ppmF）溶液で洗口します．
　必要フッ化物洗口液量＝人数×10 ml×5回　→　80人×10 ml×5回＝4,000 ml＝4 l
　余裕をもって分配したいので，必要量に上乗せをします．この場合1 lを上乗せして5 lとしましょう．
　→　0.05％NaF溶液を5 lつくります．必要フッ化ナトリウム量は？

$$0.05\%\ \text{NaF 溶液} \times 5{,}000\ \text{m}l = \frac{0.05\ \text{g NaF}}{\text{水}\ 100\ \text{m}l} \times 5{,}000\ \text{m}l = 2.5\ \text{g NaF}$$

毎週2.5 gのNaFが必要になります．

図10　フッ化物洗口を集団実施する場合のフッ化ナトリウム量の計算例

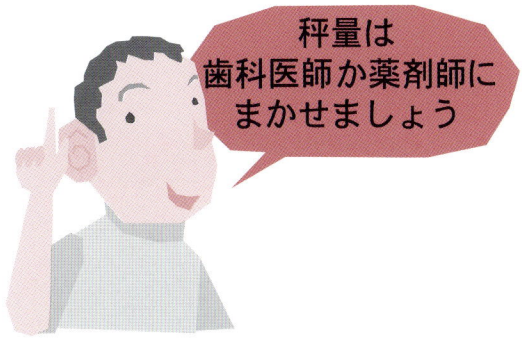

Ⅰ．各種のフッ化物局所応用

(3) 園や学校などに秤量したフッ化ナトリウム粉末を届ける

園や学校などに，指示書（図11）とともに秤量したフッ化ナトリウム粉末を20週分（約半年分）程度まとめて届けます（発送個数と受け取り個数を確認する）．

```
            フッ化物洗口指示書

  平成○年度（前期・後期）フッ化物洗口事業分
  平成○年○月○日発行

  ○○町立○○小学校長　殿
  （○○町立○○保育園長）殿

    □□mℓ の水に，△△g のフッ化ナトリウムを溶かして，フッ化ナトリウム▽▽％水溶液
  を作製し，週○回，児童（園児）1人 5〜10mℓ のフッ化物洗口液を用いて1分間洗口をさ
  せること．

                     歯科医師
                       氏　名：＿＿＿＿＿＿＿＿＿＿＿＿＿＿
                       住　所：＿＿＿＿＿＿＿＿＿＿＿＿＿＿
```

図11　園や学校などに届けるフッ化物洗口の指示書（例）

フッ化ナトリウム粉末は，たとえば20週分（約半年分）の必要量を秤量し，広口ビンなどに分包して実施施設に届ければ，秤量と届けは年2回となります．その際には出納簿（図12）に記録するようにしましょう．また，洗口を休んで余ったフッ化物分包は，記録とともに返却してもらうようにしましょう．

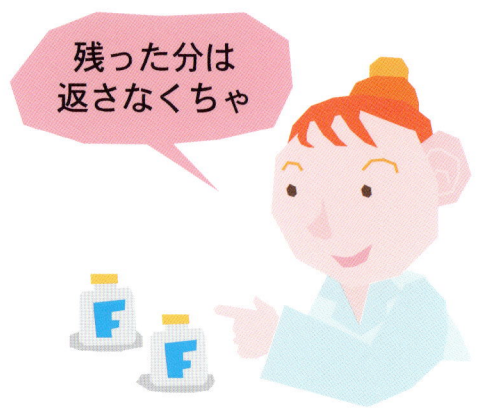

2. フッ化物洗口

平成〇〇年度　〇〇小学校　1週分の量＝12g							
月日	受け取り 返　却	調剤者印	使用量	広口ビン No.	残量	洗口液作製者 確認印	備考
4/9	12g×20 受け取り	〇〇　〇〇㊞					△△　△△㊞
4/12			12g×1	1	12g×19	△△　△△㊞	
4/19			12g×1	2	12g×18	△△　△△㊞	
～　～　～							
10/4			12g×1	17	12g×3	△△　△△㊞	
10/5	12g×3 (No.18,19,20) 返　却	〇〇　〇〇㊞					学校行事で5/17, 6/14, 9/6の3回 が未実施となりま した. △△　△△㊞
10/5	12g×20 受け取り	〇〇　〇〇㊞					△△　△△㊞
10/11			12g×1	1	12g×19	△△　△△㊞	
～　～　～							

図12　フッ化ナトリウム出納簿（例）

(4) 園・学校での取扱いや保管についての注意点

集団実施の場合には，全員分のフッ化ナトリウム量は多くなります．以下の注意点を指示しておきましょう．

① 広口ビンなどに分包されたフッ化ナトリウムは，園・学校の取扱い責任者が鍵のかかる保管庫に入れて保管すること（出納確認）．
② 実施に合わせて分包を1つずつ使用すること（分包に番号を書いて，使用した日を出納簿に記録）．
③ 行事などで実施できなかったときにはその旨記録しておくこと．
④ 新しい分包が届いたときには，未使用で余っている分包を，未実施日の記録と一緒に返却すること．

News

フッ化物洗口液配送システム

歯科医師の指示書にもとづいて薬剤師が学校などの洗口実施人数分の洗口液（フッ化物濃度900 ppmF）をつくり，週1回洗口実施施設に配送する新しい方式も開発されています．施設では，フッ化ナトリウム粉末あるいは洗口液の保管や溶解の手続きが不要となり，現場関係者の負担軽減となっています．

Ⅰ. 各種のフッ化物局所応用

3 フッ化物洗口のう蝕予防効果

1) 永久歯う蝕を半分以下に予防

フッ化物洗口のう蝕予防効果に関しては多くの研究結果があります（図13, 14）．4, 5歳からの開始の場合40〜80％の高い予防効果が確認されていますが，6歳からの開始では効果が低くなり30％前後となっています．フッ化物洗口は4歳からの開始がすすめられます．

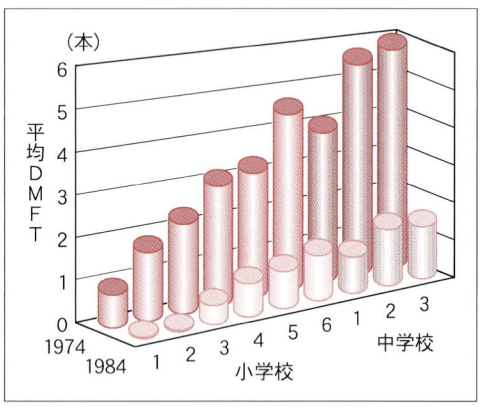

図13　フッ化物洗口の実施と小・中学生の10年間のう蝕の変化
1974年に4歳から小・中学生全員がフッ化物洗口を開始．（筒井ほか，1987[2])

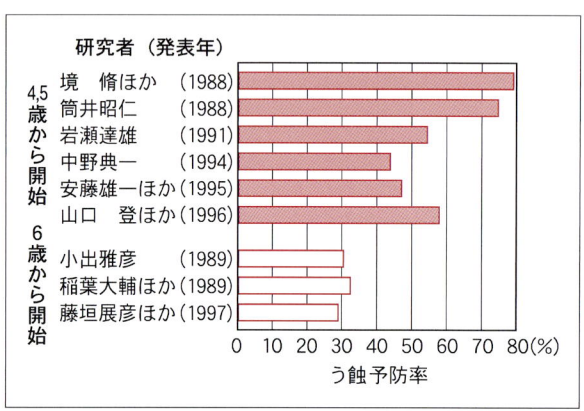

図14　フッ化物洗口の永久歯う蝕予防効果（4, 5歳開始群，6歳開始群）

> **Point**　30秒から1分間のうがいができる4歳ごろは，乳歯のう蝕発生のピークを過ぎた時期であるため，4歳からのフッ化物洗口は，永久歯う蝕の予防として行います．

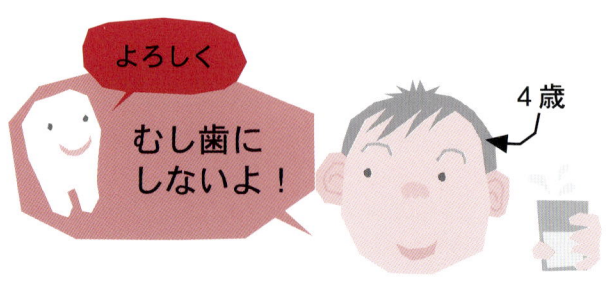

2. フッ化物洗口

2) 成人，高齢者のう蝕予防にも効果を発揮

成人にも，臼歯の歯頸部や隣接面に新しいう蝕発生が認められます．これらに対してもフッ化物洗口は約 40％の予防効果を発揮しています（図15）．

また，米国のフロリデーション地区の 60 歳以上を対象にしたフッ化物濃度 500 ppmF の溶液，毎日法の研究で，根面う蝕の活動性病変が 2 年後に非活動性に転じた病変数が，対照群に比べて 1.34 倍高かったとの結果が得られています．

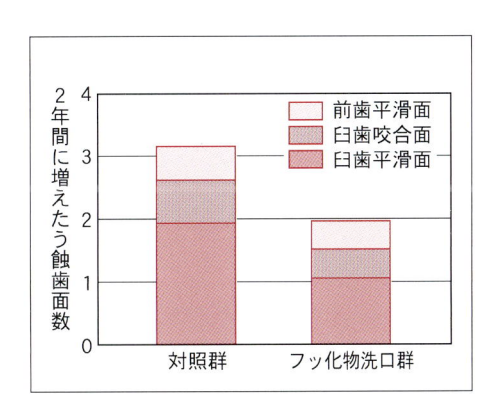

図15 成人のフッ化物洗口のう蝕予防効果
（郡司島，1997[3]）

3) う蝕予防効果の持続

歯の萌出直後のエナメル質成熟の時期にフッ化物洗口を経験すると，歯質が強化され，フッ化物洗口をやめた後も，効果が持続していることが明らかになっています．

平均年齢 32 歳の母子保健事業に参加した母親を対象に歯科検診を行ったところ，フッ化物洗口を 4 歳から中学卒業時まで実施した群の平均 DMFT は未経験群と比べて 67％少ないという結果が得られています（図16）．また，う蝕で失った一人平均喪失歯は，未経験群で 0.74 本でしたが，4 歳から中学卒業時までの実施群では 0 本でした．

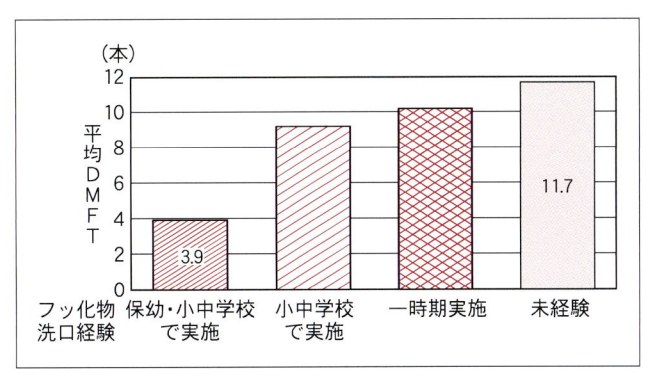

図16 30歳代でみたフッ化物洗口の効果の持続
（葭原ほか，2004[4]）

Ⅰ. 各種のフッ化物局所応用

4) 平滑面，前歯において特に高いう蝕予防効果

　フッ化物洗口の実施は，咬合面，頰舌側面，隣接面のいずれにおいても高いう蝕予防効果が確認されていますが，平滑面う蝕の予防効果は特に大きく，すべての面が平滑面で構成されている前歯部には，う蝕の発生がほとんどみられなくなります．

　また，小窩裂溝う蝕に対しては，シーラントと組み合わせると，う蝕の発生が大きく抑えられます（図17）．

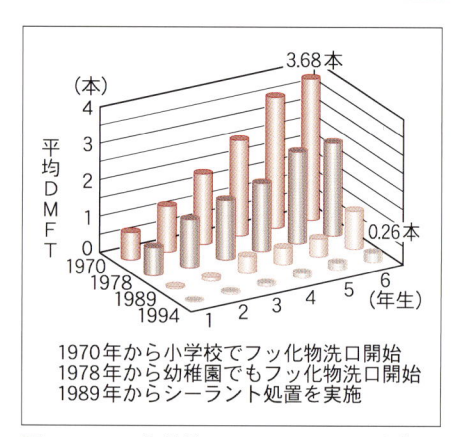

図17　フッ化物洗口＋シーラント実施と小学生のう蝕の変化
（境ほか，1988[5]，佐久間ほか，1995[6]）

5) 費用の面でも効率のよい方法

　経済効果分析から，フッ化物洗口にかけた費用に対するう蝕治療費抑制の利益は1：40で，フッ化物洗口に1,000円の経費をかけると40,000円のう蝕治療費が節約される計算になり，経済効率の観点からみてもすぐれた方法といえます[7]．

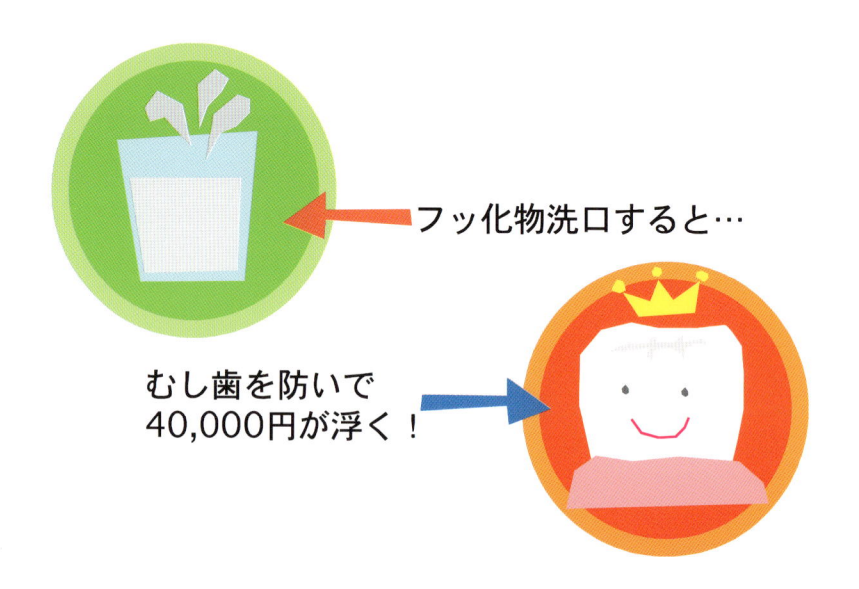

フッ化物洗口すると…

むし歯を防いで40,000円が浮く！

（筒井昭仁・境　脩）

Ⅰ. 各種のフッ化物局所応用

3. フッ化物配合歯磨剤の利用

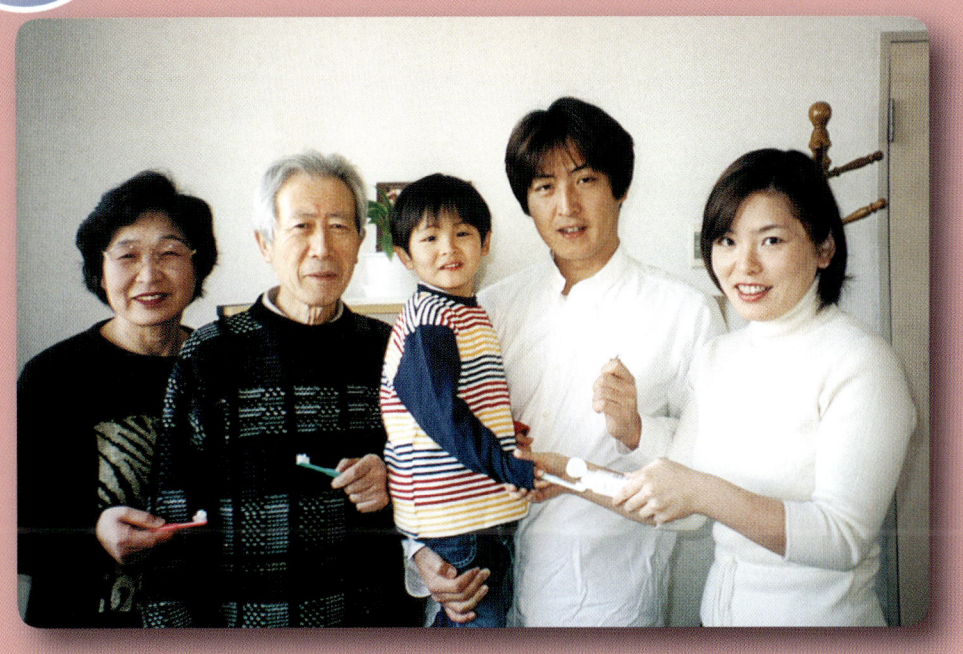

特　徴

1. 日常の歯磨きに組み込むことで，簡単にむし歯予防ができます．
2. 歯の生え始めから成人，高齢者まで生涯を通じて**家庭で利用できる**身近なフッ化物応用です．
3. 歯の表面にフッ化物が作用して，むし歯に対する**抵抗力のある歯を育てます**．また，表面が少し溶け始めた（むし歯になりかけた）歯面に作用して，**もとの状態に戻してくれます**．
4. 歯肉が下がって露出した歯根面のむし歯にも，予防効果が認められています．
5. 3～6歳未満では，1日2回，**グリンピースサイズのフッ化物配合歯磨剤**による歯磨きが効果的です（歯の生え始めから3歳まではp.39「低年齢児への家庭内フッ化物応用」を参照）．
6. 6歳以上では，1日2回以上，歯ブラシ**植毛部の半分量の歯磨剤**による歯磨きが効果的です．
7. 歯磨き後の**うがいの回数は2回**くらいにとどめます．
8. フッ化物配合歯磨剤のフッ化物濃度は，1,500 ppmF以下です．
9. 世界で**約15億人が利用**しており，もっとも普及しているフッ化物応用です．
10. 定期的なフッ化物歯面塗布やフッ化物洗口と併用できます．

Ⅰ. 各種のフッ化物局所応用

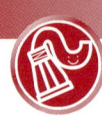

1 フッ化物配合歯磨剤

1) 日本の歯磨剤の9割がフッ化物配合

　日本を除く先進諸国では、すでに1980年代にフッ化物配合歯磨剤のシェア（市場占有率）が90％に達しており、過去20年間にこれらの国々でみられたう蝕の減少はフッ化物配合歯磨剤によるところが大きいといわれています。日本におけるシェアは1985年前後の10％から急速に拡大し、最近では90％を超えるようになってきました（p.117参照）。

（1）形状

　形状は半練り（ペースト）状が多く、用途に応じて泡状や液体などもそろえられており、味、香り、色なども多彩で、好みに合わせて選ぶことができるようになりました。

　①半練り（ペースト）状歯磨剤：ほかの形状の歯磨剤に比べて研磨剤の成分が多く含まれていますので、歯垢だけでなく着色性沈着物の除去効果もあります。

　②泡状歯磨剤：ほとんどが空気の泡状であるため、歯ブラシの植毛部全体につけたとしてもフッ化物の量は少なく、さらに、分散性も高いため、吐き出しができない低年齢児に特に適しています。研磨剤は含まれていません。

　③液体歯磨剤：フッ化物配合の液体歯磨剤には、スプレータイプのものもあります。歯磨剤を歯面に直接噴霧するか、歯ブラシで延ばすように塗布します。フッ化物濃度がほかの歯磨剤の1/10なので、吐き出しができない低年齢児に特に適しています。研磨剤は含まれていません。

（2）配合フッ化物の種類

　フッ化ナトリウム（NaF）、フッ化スズ（SnF_2）、モノフルオロリン酸ナトリウム（MFP：Na_2PO_3F）

（3）配合フッ化物濃度

　①フッ化物濃度とう蝕予防効果、歯のフッ素症の発現に関する研究：最大の利益が得られ、しかも副作用がない濃度を利用するという薬理学的原則に従って、最高2,500 ppmFまでのフッ化物を含む各種歯磨剤（練り歯磨き）を対象に、用量反応関係を調べる研究が行われました。その結果、1,000 ppmFのフッ化物配合歯磨剤のう蝕予防効果をベースとした場合に、500 ppmF増加ごとにう蝕予防率が6％ずつ増加することが示されました。一方、フッ化物濃度500 ppmF未満の歯磨剤ではう蝕予防効果が確認されませんでした[1]。

　また、未就学児（2～5歳）を対象に低濃度フッ化物（250～600 ppmF）と通常あるいは高濃度（1,000～1,450 ppmF）フッ化物配合歯磨剤使用による乳歯う蝕予防効果

および歯のフッ素症発現の差を検討するメタアナリシス研究が行われています．この研究では，高濃度フッ化物配合歯磨剤を使用した群の方が，低濃度フッ化物配合歯磨剤使用群に比べて，乳歯の新生う蝕の増加が抑制されているという結果が示されました．一方，審美的に問題となる永久歯上顎前歯の歯のフッ素症のリスクに関しては差が確認できませんでした．このことから，乳歯う蝕予防を目的に，就学前児に低濃度のフッ化物配合歯磨剤の使用を推奨する根拠はないと結論づけています[2]．

2）歯磨剤のフッ化物濃度

(1) 欧米，国際機準化機構（ISO）の歯磨剤のフッ化物濃度

EU諸国では，1977年から処方箋なしで購入可能なフッ化物配合歯磨剤のフッ化物濃度の上限を1,500 ppmFとしています．米国でも同じくMFPは1,500 ppmF，その他のものは1,150 ppmFと規定しています．2008年のISO国際会議では，フッ化物配合歯磨剤のフッ化物濃度の上限を1,500 ppmFに統一しようとする文書が作成されています[3]．

(2) わが国における歯磨剤のフッ化物濃度

わが国における歯磨剤のフッ化物濃度は，子ども用には100～1,000 ppmF，一般向けには900～1,000 ppmFのフッ化物配合歯磨剤がそれぞれ販売されてきました．しかし，2017年3月にフッ化物濃度の上限が1,000 ppmFから1,500 ppmFに緩和されたことにより，医薬部外品として一般向けにフッ化物濃度1,450 ppmFの歯磨剤が販売されるようになっています．この上限フッ化物濃度の緩和を受けて，日本歯磨工業会はフッ化物濃度1,000～1,500 ppmFの歯磨剤に対して，使用時および購入時に「6歳未満の子どもへの使用を控える」旨の表示を確認できるようにすること，フッ化物としての濃度を使用時および購入時に確認できるよう，直接の容器および外部の被包等に記載することを自主基準として策定しました．厚生労働省も上記内容を紹介するかたちで，「フッ化物を配合する薬用歯みがき類の使用上の注意について」と題し

表1　フッ化物配合歯磨剤の年齢別応用量とフッ化物イオン濃度[3]

年齢	使用量	歯磨剤のF濃度	洗口その他の注意事項
6カ月（歯の萌出）～2歳	切った爪程度の少量	500 ppmF（泡状歯磨剤であれば1,000 ppmF）	仕上げ磨き時に保護者が行う
3歳～5歳	5mm程度	500 ppmF（泡状またはMFP歯磨剤であれば1,000 ppmF）	就寝前が効果的 歯磨き後5～10 mlの水で1回のみ洗口
6歳～14歳	1cm程度	1,000 ppmF	就寝前が効果的 歯磨き後10～15 mlの水で1回のみ洗口
15歳以上	2cm程度	1,000～1,500 ppmF	就寝前が効果的 歯磨き後10～15 mlの水で1回のみ洗口

注：使用量は半練り（ペースト）状の歯磨剤を想定したものである

I．各種のフッ化物局所応用

た通知を出しています[4]．日本口腔衛生学会フッ化物応用委員会も1,450 ppmF 歯磨剤の販売に合わせて，フッ化物配合歯磨剤の標準的な使用に関する推奨（表1）を示しています[5]．

　水道水フロリデーションや他のフッ化物全身応用が実施されている海外とはベースとなるフッ化物摂取量が一段階低いわが国では，今後さらなる独自の研究を進めることによって，低年齢児のフッ化物配合歯磨剤の積極的利用について整理する必要があると思われます．

3）年齢に合わせたフッ化物配合歯磨剤の選択と利用

　前述のとおり，わが国におけるフッ化物配合歯磨剤のシェアは90％を超え，新たにフッ化物濃度1,450 ppmF の歯磨剤も加わり多種多様な歯磨剤が販売されています．診療所への来院者や一般の方には，利用者の年齢に合ったフッ化物配合歯磨剤を選ぶこと，その際には「包装箱等に記載されたフッ化物濃度や注意書きを参考にするように」と伝えましょう．

　なお，診療室でう蝕のリスクが高いと判定された3歳以上の小児に1,000 ppmF，6歳以上の小児についても1,450 ppmF の歯磨剤の利用を推奨することは可能です．歯磨剤量のコントロール，吐き出しなどの使用法をよく説明して利用を勧めましょう．

　さらに，高齢者の根面う蝕の予防の観点から，海外では歯のフッ素症発現の問題のない高齢者に対して1,500〜5,000 ppmF の高濃度フッ化物配合歯磨剤の利用が推奨されています．わが国でも検討すべき課題となるでしょう．

2　フッ化物配合歯磨剤を効果的に利用するために

フッ化物配合歯磨剤の効果を十分に発揮させるためには，次のような使用方法が適切です．

1）対象年齢

吐き出しができる3歳ごろから全年齢層で使用できます．

吐き出しができない低年齢児には，泡状や低濃度（100，500 ppmF）のフッ化物配合歯磨剤や，スプレータイプの液体歯磨剤の使用をすすめるとよいでしょう．（p. 45，46参照）．

2）使用回数

吐き出しができる3歳から6歳未満では1日2回，6歳以上では1日2回以上フッ化物配合歯磨剤による歯磨きをすすめます．

1日の使用回数が多いほど，歯垢中のフッ化物濃度は高くなります．継続的に使用することで，唾液中のフッ化物濃度を高く保つことができます．

Point　就寝前が効果的

就寝前にフッ化物配合歯磨剤を使用すると，昼間の使用よりも唾液中のフッ化物濃度は4倍高い状態で睡眠中ずっと保持され，再石灰化に有効に作用します[8]．

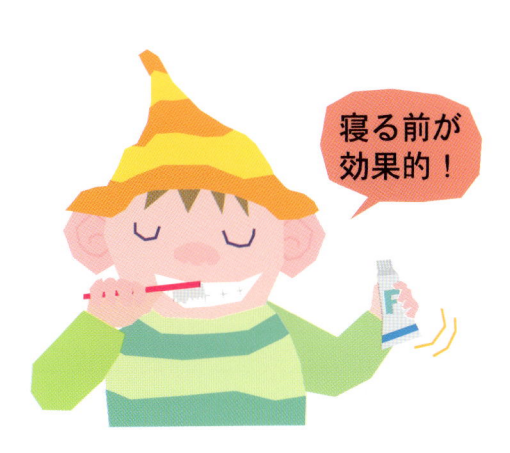

寝る前が効果的！

Ⅰ. 各種のフッ化物局所応用

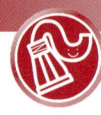

3）歯磨剤の量

（1）吐き出しができる 3 歳から 6 歳未満では，グリンピースサイズ（子ども用歯ブラシの植毛部半分量：約 0.25 g：図1）

　3〜6 歳未満の場合には，永久歯が形成されている最中のため，過剰摂取をすると歯のフッ素症のリスクが増す可能性があることから，使用量に注意します．グリンピースサイズの量を，保護者が歯ブラシにつけるように指導します．

　3〜6 歳未満の年齢群に推奨されるフッ化物配合歯磨剤の濃度は 1,000 ppmF 以下であるので，グリンピースサイズ（約 0.25 g）に含まれるフッ化物量（0.25 mgF 以下）であれば，たとえ全部飲み込んでしまっても審美的に問題となる歯のフッ素症のリスクに対して安全な範囲におさまっています[6,7]．

（2）6 歳以上では，歯ブラシの植毛部半分量（約 0.25〜0.5 g）

　歯冠の形成がほぼ終わる 6 歳以上では，フッ化物の過剰摂取による歯のフッ素症の心配がなくなるので，効果が優先されます．0.5 g 程度の使用量が適当ですが，これもちょうど大人用歯ブラシの植毛部約半分に相当します．0.5 g 以上のフッ化物配合歯磨剤（1,000 ppmF）の使用は，唾液のフッ化物濃度を 120 分以上にわたって効果的な 0.05 ppmF に維持することが確認されています[8]．

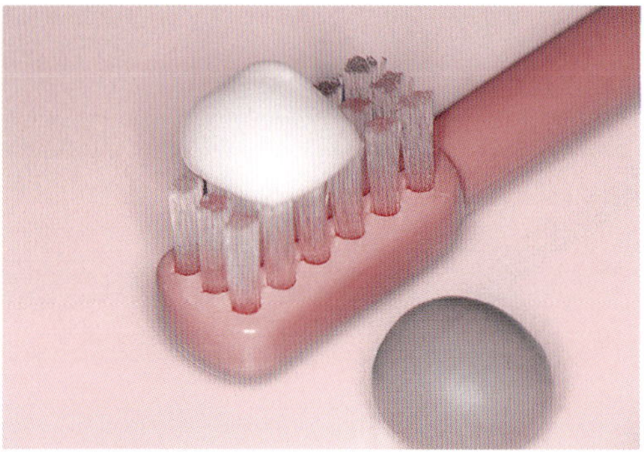

図1　グリンピースサイズのペースト状歯磨剤（幼児用歯ブラシ使用）

Point　大事な歯ブラシ選び
　各年代にふさわしいサイズの歯ブラシを選び，歯ブラシの植毛部約半分まで歯磨剤を絞り出すことが，適量の目安になります．

4) うがいの回数

歯磨き後のうがいは2回までにしましょう（**図2**）．

歯磨き後のうがいの回数，時間，水量が多いほど唾液中のフッ化物濃度は早く低くなってしまいます．うがいのしすぎは，歯面に残っているフッ化物を洗い流してしまうため，2回くらいにとどめます．

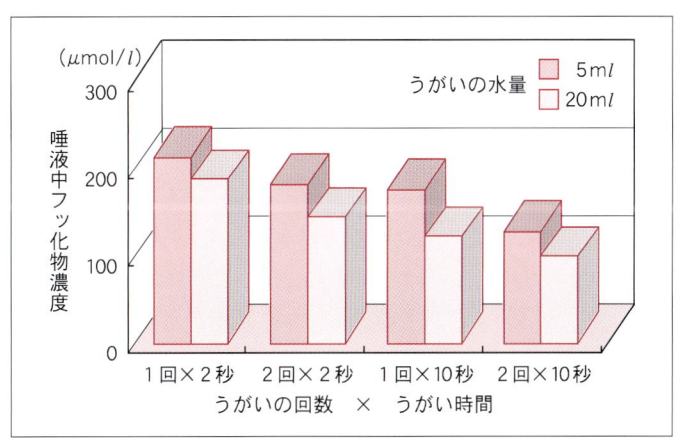

図2 フッ化物配合歯磨剤による歯磨き後のうがいの影響
回数，水量，時間による唾液中フッ化物濃度．（Duckworth ほか，1991[9]）

5) 歯磨き後の注意点

歯磨き直後の飲食は避けましょう．

歯磨き直後に飲み物を飲んだり，ガムを噛んだりすると，唾液中のフッ化物が早く失われてしまうからです．歯磨き後1時間程度は飲食を避けることが効果を高めます．この点からも，寝る前の使用は効果的といえます．

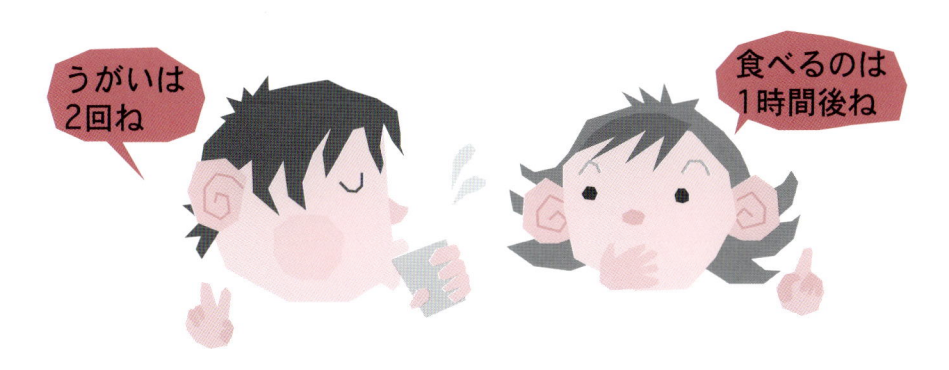

Ⅰ. 各種のフッ化物局所応用

3　フッ化物配合歯磨剤のう蝕予防効果

　う蝕は，歯ブラシの届きにくい小窩裂溝や隣接面に多く発生します．歯磨きの際にフッ化物配合歯磨剤を利用すると，このような歯ブラシの届きにくい箇所にもフッ化物が浸透し，う蝕を予防してくれます．

　フッ化物配合歯磨剤は，吐き出しができる全年齢層にわたって身近に利用できるという利点があります．乳歯う蝕から成人の根面のう蝕まで高い予防効果が得られます．

1）乳歯う蝕について

　中国において幼稚園の 3 歳児を 3 年間，フッ化物配合歯磨剤による歯磨きを中心とする歯科保健プログラムに参加した群と参加していない（対照）群とに分けて，比較調査した結果がまとめられています（図 3）．

　乳歯う蝕増加歯面数は，フッ化物配合歯磨剤使用群のほうが明らかに少なく，乳歯う蝕については約 40％の予防効果が期待できます．

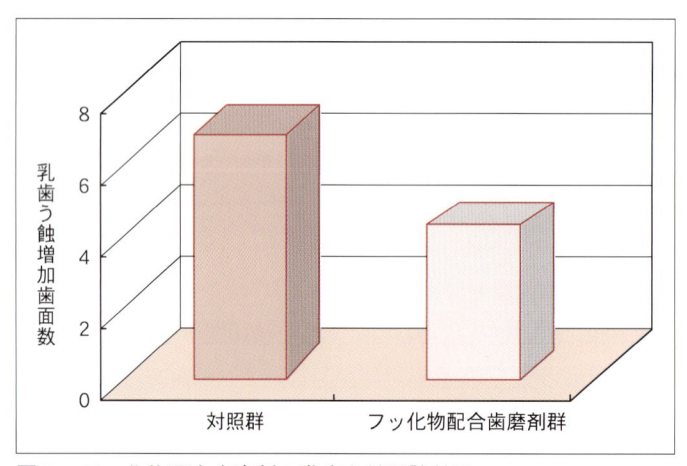

図 3　フッ化物配合歯磨剤の乳歯う蝕予防効果
　　　中国において幼稚園 3 歳児の 3 年間の比較．
　　　フッ化物配合歯磨剤群：1,000 ppmF のフッ化物（モノフルオロリン酸ナトリウム）配合歯磨剤による歯磨きを中心とする歯科保健プログラムに参加．歯磨剤の使用量は 0.2〜0.4 g（小児の小指の爪大）．
　　　対照群：上記プログラムに参加せず．　　　　　　　（Schwarz ほか，1998[10]）

3. フッ化物配合歯磨剤の利用

　また，5～6歳ごろ永久歯の萌出が始まりますが，このころにフッ化物配合歯磨剤を利用していることも，う蝕予防のためには大切です．図4のように，3～6歳児におけるフッ化物配合歯磨剤のう蝕予防効果が約67％という高い割合で報告されているからです．

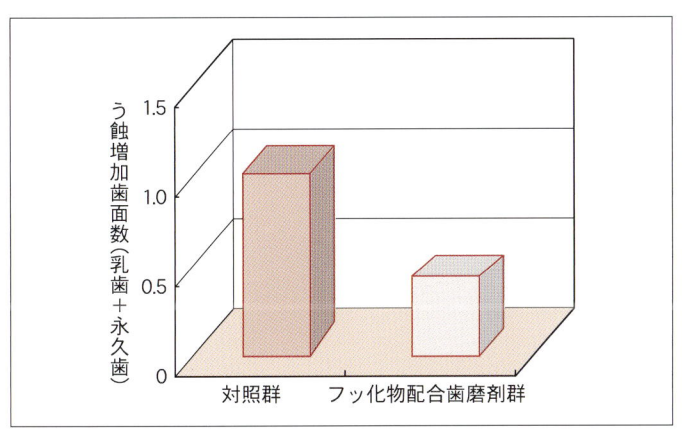

図4　3～6歳児におけるフッ化物配合歯磨剤のう蝕予防効果
　フッ化物配合歯磨剤群：1.2％モノフルオロリン酸ナトリウム
　　（＞1,500 ppmF）配合歯磨剤を使用．
　対照群：歯磨剤使用せず．
　フォローアップ期間：1年以上（平均1.4年）．
　年齢：平均4.5（3.0～6.3）歳．　　　　　　　　　　（Holttaほか，1992[11]）

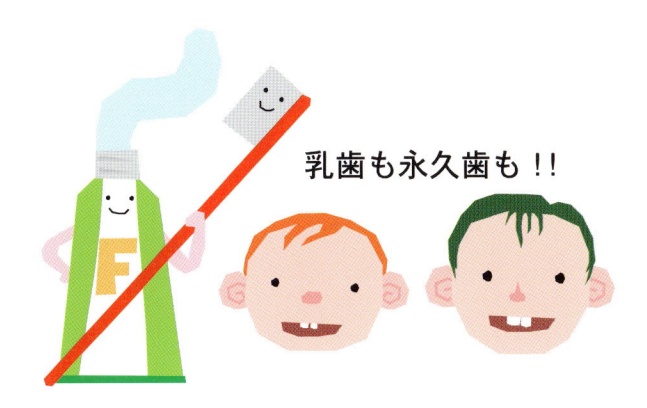

乳歯も永久歯も！！

Ⅰ. 各種のフッ化物局所応用

2) 根面う蝕について

　成人のう蝕予防においても30〜40％の予防効果が確認されており，歯周疾患の進行によって露出した歯根面のう蝕に対しても67％の予防効果が報告されています（図5）．

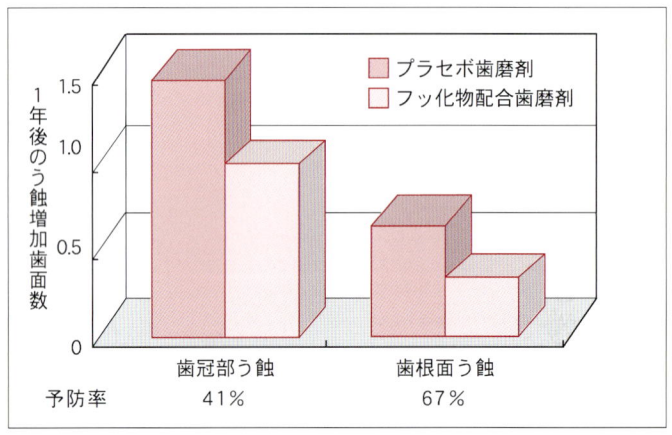

図5　成人（54歳以上）におけるフッ化物配合歯磨剤のう蝕予防効果
（Jensen ほか，1988[12]）

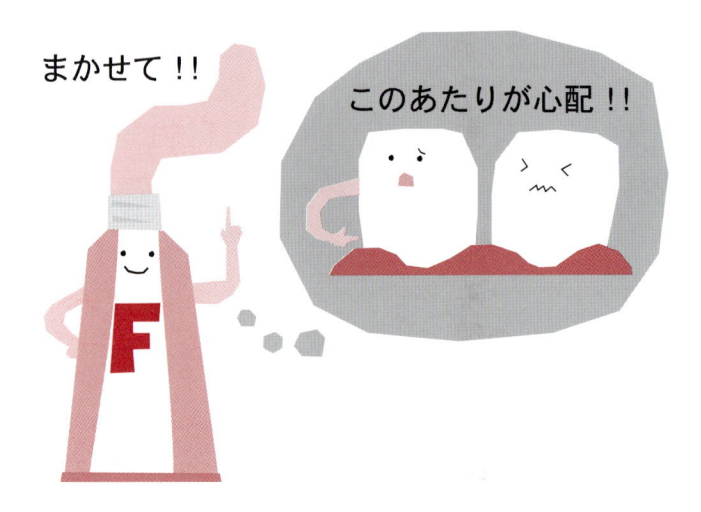

まかせて!!

このあたりが心配!!

（佐久間汐子）

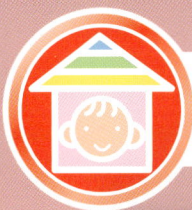

Ⅰ. 各種のフッ化物局所応用
4. 低年齢児への家庭内フッ化物応用

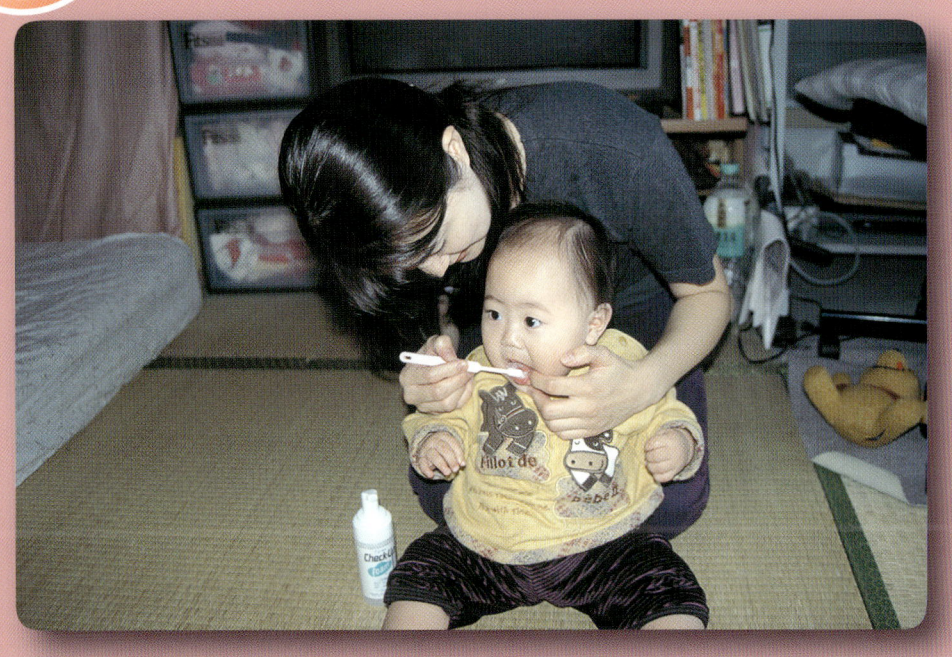

特　徴

1. 吐き出しができない1〜3歳未満には，次の4通りのものがあります．
   - 低濃度（フッ化物濃度100 ppmF）のフッ化物溶液による歯磨き
   - 泡状のフッ化物配合歯磨剤の塗布ブラッシング
   - ジェル状のフッ化物配合歯磨剤（フッ化物濃度500 ppmF）によるダブルブラッシング
   - フッ化物スプレーの噴霧
2. 寝かせ磨きの際に利用できます．
3. 歯科医院での定期的なフッ化物歯面塗布と組み合わせて行うことができます．
4. 低濃度のフッ化物溶液による歯磨きは，**1日1回，就寝前**の寝かせ磨きのときに応用します．
5. 泡状およびジェル状のフッ化物配合歯磨剤，またはフッ化物スプレーは，**1日3回**，寝かせ磨きの後に歯面に"塗布するように"応用します．
6. **低濃度のフッ化物溶液は歯科医院で作製してもらいます．**泡状のフッ化物配合歯磨剤，フッ化物スプレーは歯科医院のほか，薬局などでも入手可能です．
7. どれを選んでも口の中に残るフッ化物の量は問題のない量であり，吐き出しができなくても使えるものです．

Ⅰ. 各種のフッ化物局所応用

1 低年齢児への家庭内フッ化物応用とは

1) 対象年齢

　1歳のお誕生日を迎えるころから3歳ごろまでの，吐き出しができない子どもが対象になります．

　永久歯の前歯の歯冠が完成するのは5歳ごろです．したがってこの時期までにフッ化物を過量に摂取すると前歯部の「歯のフッ素症」発現につながります．特に，吐き出しができない3歳ごろまでは，応用するフッ化物の種類や使用量についての注意が必要になります．

　ブクブクうがいができるようになったら（4歳ごろから），フッ化物洗口を行ったり，一般的なペースト状のフッ化物配合歯磨剤を子ども自身で使うことができます．

2) 種類と使用製剤

(1) 低濃度（フッ化物濃度 100 ppmF）のフッ化物溶液による歯磨き

　フッ化物洗口で用いる洗口剤（ミラノール®顆粒11％，オラブリス®洗口用顆粒11％など）を100 ppmFに薄めたものを使用します．溶液状のフッ化物洗口剤でも水道水で4倍に希釈すれば使用できます．

(2) 泡状のフッ化物配合歯磨剤の塗布ブラッシング

　Check-Up foam®（フッ化物濃度 950 ppmF，研磨剤無配合）という歯磨剤を使用します．

(3) ジェル状フッ化物配合歯磨剤によるダブルブラッシング

　WHOでも6歳未満児に使用を推奨しているフッ化物濃度 500 ppmF の歯磨剤を使用します．

(4) フッ化物スプレーの噴霧

　レノビーゴ®（フッ化物濃度 100 ppmF，研磨剤無配合）という液体歯磨剤を使用します．

3) 応用回数と使用量

　3通りの方法の応用回数と使用量の目安を，歯の萌出に合わせて**表1**にまとめました．

　いずれも歯のフッ素症の発現に対する心配のない方法です．

表1 それぞれの応用回数と使用量の目安

	回 数	歯の萌出状況別1回あたりの量・回数		
		乳切歯のみ萌出	乳犬歯と第一乳臼歯	すべての乳歯が萌出
低濃度（フッ化物濃度100 ppmF）のフッ化物溶液*	1日1回	1 ml	2 ml	3 ml
泡状のフッ化物配合歯磨剤	1日3回	0.04 g	0.06 g	0.08 g
ジェル状のフッ化物配合歯磨剤の長さ	1日3回	2 mm程度	3 mm程度	5 mm程度
フッ化物スプレー（噴霧回数）	1日3回	1度に4回	1度に7回	1度に10回

*低濃度のフッ化物溶液1 mlには0.1 mgFのフッ化物が含まれています．コップや歯ブラシに残って口腔内に応用されなかったものを除けば，フッ化物溶液1 mlの場合で0.07 mgF，2 mlでは0.14 mgF，3 mlでは0.2 mgFのフッ化物が口腔内に応用されることになり，吐き出しができなくても安全性は確保されています．
なお，水道水のフッ化物濃度が0.3 ppmFを超えている地域では，歯科医師に相談のうえ使用してください．

2 低濃度（フッ化物濃度100 ppmF）のフッ化物溶液による歯磨き

1）溶液の作製

　低濃度のフッ化物溶液は市販されていないので，歯科医師の裁量で，顆粒状のフッ化物洗口剤（ミラノール®顆粒11％，オラブリス®洗口用顆粒11％）あるいは溶液状のフッ化物洗口剤（バトラーF洗口液0.1％，フッ化ナトリウム洗口液0.1％【ライオン，ビーブランド，ジーシー】）を水道水に溶かして低濃度（フッ化物濃度100 ppmF）のフッ化物溶液を作製します．

　ミラノール®顆粒11％であれば黄色い袋（フッ化物濃度250 ppmF用）は500 ml，ピンク色の袋（フッ化物濃度450 ppmF用）は900 mlの水道水に溶解します．

　できあがったフッ化物溶液のうち200 ml（約2～3カ月分）を専用容器に入れて保護者に渡し，2～3カ月の定期リコール時に交換します．

　なお，水道水の水質によって，まれにカビが発生することがありますが，煮沸した水道水を利用したり，保護者に渡す際，冷蔵庫に保管することをすすめます．

　溶液状のフッ化物洗口剤は，キャップに1 mlほど取り，水道水を3 mlほど加えれば低濃度のフッ化物溶液が完成しますので，自宅で作製するように指導します．

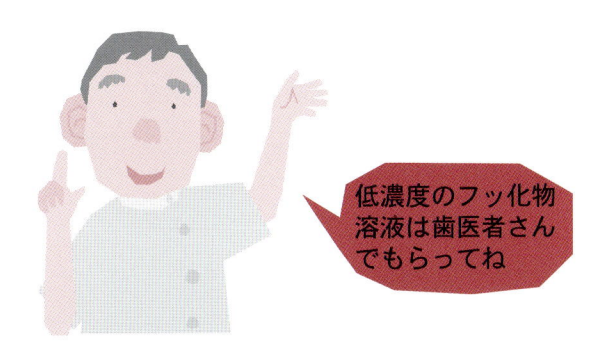

低濃度のフッ化物溶液は歯医者さんでもらってね

Ⅰ. 各種のフッ化物局所応用

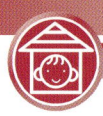

2) 歯磨きの実際

　1日3回の寝かせ磨きのうち1回だけ（できれば就寝前），水の代わりに低濃度のフッ化物溶液をつけて歯磨きをします（**図1**）．

　① **図2**を目安に容器のキャップに準備します．

　② 6つの歯列区分（上下顎それぞれについて臼歯部と前歯部に区分）ごとに，歯ブラシに低濃度のフッ化物溶液をつけて歯磨きをします．各歯面を10回以上のストロークで磨きます．

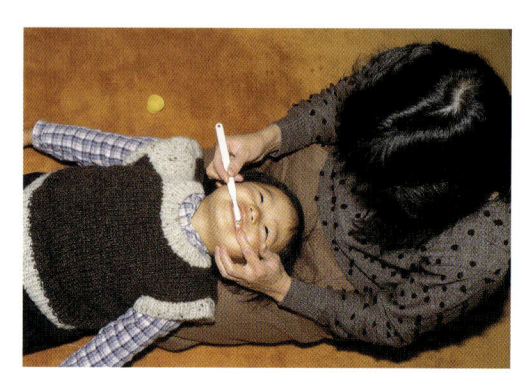

図1　低濃度のフッ化物溶液による歯磨きの実際
　寝かせ磨きで水代わりに使用できる．

1歳ごろ	（2区分法）	BA｜AB ＜-----＞ BA｜AB ＜-----＞	1 m*l*
1歳半ごろ	（4区分法）	＜----＞＜----＞ DCBA｜ABCD DCBA｜ABCD ＜----＞＜----＞	2 m*l*
2歳半ごろ	（6区分法）	＜--＞＜------＞＜--＞ ED｜CBAABC｜DE ED｜CBAABC｜DE ＜--＞＜------＞＜--＞	3 m*l*

6つの歯列区分（6区分法）

図2　低濃度のフッ化物溶液による歯磨きの歯列区分と使用量

4. 低年齢児の家庭内フッ化物応用

3）う蝕予防効果

従来の歯磨き指導，間食指導に加えて1歳からの低濃度のフッ化物溶液による歯磨きを指導したところ，開始時に2を超えていた平均 dmft が，3 年めには 0.5 へと大きく減少したことが報告されています（**図3**）.

低濃度（フッ化物濃度 100 ppmF）のフッ化物溶液による歯磨きの導入と2歳6カ月児の乳歯う蝕の変化

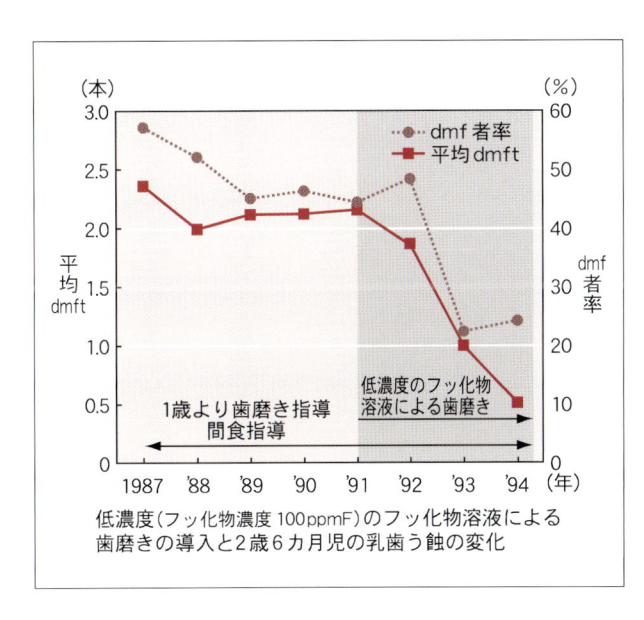

図3　低濃度（フッ化物濃度 100 ppmF）のフッ化物溶液による歯磨きの効果

方法：フッ化物濃度 100 ppmF 溶液 3 ml（0.3 mgF）を用いた1日1回，1分間の歯磨き．

（田浦ほか，1995[1]）

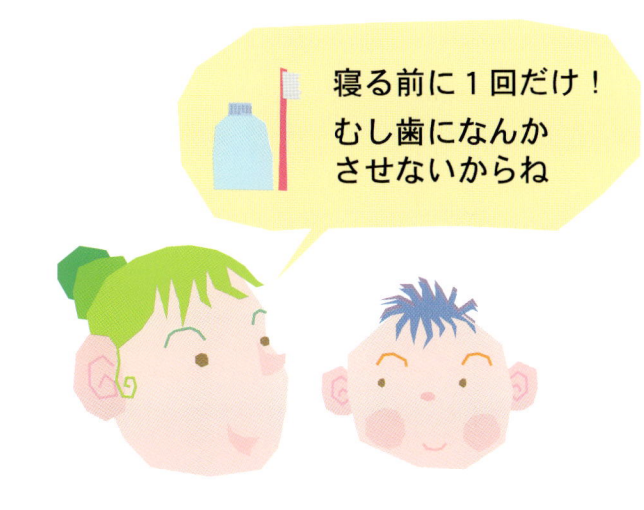

寝る前に1回だけ！
むし歯になんか
させないからね

Ⅰ. 各種のフッ化物局所応用

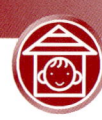

4）溶液の渡し方と家庭での保管

　フッ化物溶液の作製は歯科医院で行い，専用容器に入れて保護者に渡します．その際に記録用紙（図4）に記入し，フッ化物溶液利用者管理の資料とします．また，前回渡したフッ化物溶液の残量やフッ化物溶液による歯磨きの実施状況を聞き取って，備考欄に記録し，指導の参考にしましょう．

　さらに家庭内では，専用容器をビニール袋に入れるなどして，飲料品とは厳重に区別して冷蔵庫内に保管させます．使い始めてから2～3カ月経った時点でフッ化物溶液が残っていても，リコール時には新しいフッ化物溶液と交換します．

```
申 し 込 み 日：平成　　　年　　　月　　　日
実 施 者 氏 名：
実施者生年月日：平成　　　年　　　月　　　日（満　　歳　　カ月）
保 護 者 氏 名：
処　　　　　方：フッ化物濃度 100 ppmF のフッ化物液 200 ml（2カ月分）
使　　用　　法：1日1回就寝時のブラッシング時に歯ブラシにつけて使用
　　　　使用液量（　　　ml）
　　　　使用液量（　　　ml）　　　平成　　年　　月　　日変更
　　　　使用液量（　　　ml）　　　平成　　年　　月　　日変更
```

フッ化物溶液渡し記録

	渡し日	備考欄
1回目	平成　年　月　日	
2回目	平成　年　月　日	
3回目	平成　年　月　日	
4回目	平成　年　月　日	
5回目	平成　年　月　日	
6回目	平成　年　月　日	
7回目	平成　年　月　日	
8回目	平成　年　月　日	
9回目	平成　年　月　日	
10回目	平成　年　月　日	
11回目	平成　年　月　日	
12回目	平成　年　月　日	

図4　低濃度のフッ化物溶液による歯磨きの記録用紙（例）

4. 低年齢児の家庭内フッ化物応用

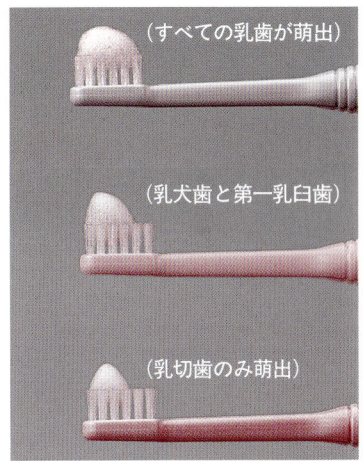

3 泡状のフッ化物配合歯磨剤の塗布ブラッシング

　泡状のフッ化物配合歯磨剤としては，Check-Up foam®（フッ化物濃度950 ppmF，研磨剤無配合）があります（**図5**）．

　通常の寝かせ磨きの後，歯ブラシに泡状のフッ化物配合歯磨剤を取り，歯面上で延ばすように塗布します．あるいは，塗布するようにブラッシングします．

　塗布後の吐き出しやうがいは不要ですが，泡が気になるようならティッシュペーパーなどで軽くおさえてもかまいません．

　使用量の目安は**図6**のとおりで，ほとんどが空気であるため，歯ブラシの植毛部全体につけて歯面に塗布してもフッ化物の量は少なく（0.038〜0.076 mgF），1日に3回使用しても安全です（0.114〜0.228 mgF）．

　また，分散性が高いために，短時間で口腔内環境に有効なフッ化物を供給することが可能です．

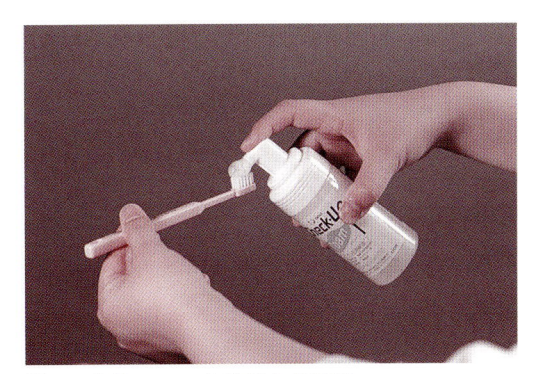

図5　泡状のフッ化物配合歯磨剤

図6　泡状のフッ化物配合歯磨剤の使用量
　植毛部の長さ18 mm程度の乳幼児用歯ブラシとの関係（上から0.08 g，0.06 g，0.04 g）．

Ⅰ. 各種のフッ化物局所応用

4 ジェル状のフッ化物配合歯磨剤によるダブルブラッシング

　フッ化物濃度 500 ppmF のジェル状歯磨剤としては，check-up gel バナナ®，ジェル状歯みがきぷちキッズ® があります．

　通常の寝かせ磨きの後，**表1**に示す長さの歯磨剤を歯ブラシに取り，歯面上で延ばすように塗布します．

　塗布後の吐き出しやうがいは不要ですが，気になるようでしたら，ティッシュペーパーなどで軽く拭き取ってもかまいません．

5 フッ化物スプレーの噴霧

　フッ化物スプレーとしては，液体歯磨剤のレノビーゴ®（フッ化物濃度 100 ppmF，研磨剤無配合）があります．寝かせ磨き終了後に応用します．フッ化物濃度が低いため，歯の萌出に伴って噴霧回数を多くし，口腔内環境中に有効なフッ化物を保持させることが必要です．

　通常の寝かせ磨きの後，歯面に直接フッ化物スプレーを噴霧するか，歯ブラシに噴霧し，歯面上で延ばすように塗布します．噴霧回数の目安は，**図7**のとおりです．1回の噴霧量は約 0.02 ml であり，その中には 0.002 mgF のフッ化物が含まれていますので，4～10 回の噴霧で 0.008～0.02 mgF のフッ化物量になります．1日に 3 回使用しても，応用量は 0.1 mgF 以下です．

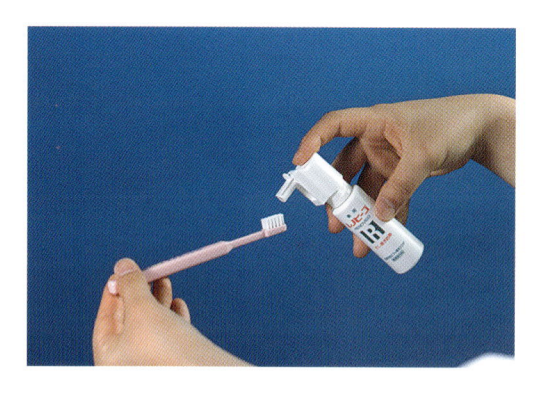

図7　フッ化物スプレー
　乳切歯のみ萌出：1度に 4 回噴霧
　乳犬歯と第一乳臼歯：1度に 7 回噴霧
　すべての乳歯が萌出：1度に 10 回噴霧

（荒川浩久）

Ⅰ. 各種のフッ化物局所応用

5. 各種フッ化物局所応用の選択
——複合応用について

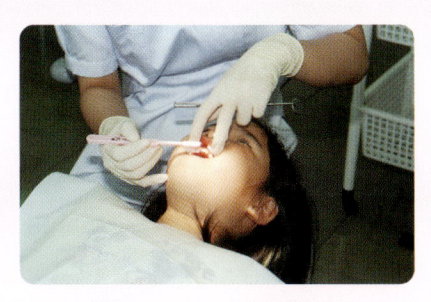

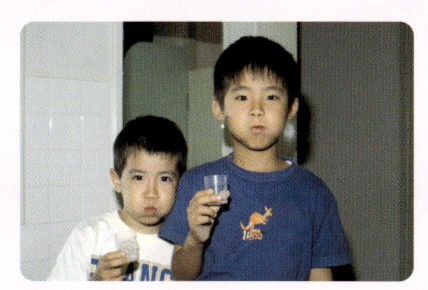

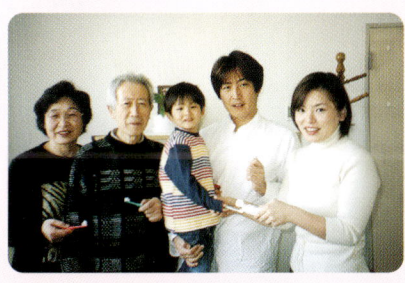

　フッ化物局所応用も，かつてはフッ化物歯面塗布のみでしたが，その後多くの製剤が開発され，わが国でも応用可能となり，フッ化物応用の選択肢が広がってきました．

　わが国では水道水フッ化物濃度調整などの全身応用が行われておらず，現在認められているフッ化物局所応用の方法を**複合して応用しても，歯のフッ素症の心配はいりません．**

　もちろん応用方法を理解して，正しい方法で行えるよう指導することはいうまでもありません．

I. 各種のフッ化物局所応用

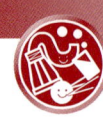

1 年齢，う蝕罹患性とフッ化物局所応用

う蝕は従来子どもの疾患ととらえられていましたが，現在では成人の隣接面う蝕，歯頸部う蝕，高齢者の根面う蝕など，全年齢を通じての疾患であるとする考え方が一般的です．

したがって，これらのう蝕罹患性を考慮しながら，年齢に合わせて各種フッ化物応用法，あるいはほかの予防法を組み合わせることとなります．

図1は，年齢と場面に応じたフッ化物の応用法を示したものです．

場　面	出生　保育園　　　　　　　小学校　　　　　　中学校　　高校　　　　成人　〜　高齢者
	家庭　幼稚園　1 2 3 4 5 6　1 2 3　1 2 3
	（歳）0 1 2 3 4 5 6 7 8 9 10 11 12 13 14 15 16 17 18 19 20 〜 60 〜 80 〜
地域全体	水道水フッ化物濃度調整（現在未実施）
保育園・幼稚園 小・中学校	フッ化物洗口（集団）
歯科医院 保健所など	フッ化物歯面塗布　　　　　　　　　　　　　　　　　　　フッ化物歯面塗布
家　庭	フッ化物洗口（家庭）
	低年齢児用＊　フッ化物配合歯磨剤

低年齢児用＊：吐き出しができない低年齢児には，500ppmF 歯磨剤，950ppmF 泡状歯磨剤，100ppmF 液体歯磨剤（フッ化物スプレー）
注：フッ化物洗口は集団応用か家庭応用のいずれか一方を選択，その他のフッ化物応用は複合応用が可能．

図1　日本における年齢と場面に応じたフッ化物応用（飯塚ほか，2000[1]改変）

1）吐き出しができない低年齢児

特　徴：上顎前歯部に乳歯う蝕がみられる時期
対　応：フッ化物歯面塗布を中心に，低年齢児用のフッ化物配合歯磨剤を利用

吐き出しができない低年齢児には，家庭でのフッ化物応用として，500 ppmF の歯磨剤や，950 ppmF の泡状歯磨剤，100 ppmF 液体歯磨剤（フッ化物スプレー），あるいは歯科医師の裁量でフッ化物洗口剤の濃度を薄めた溶液による歯磨きをすすめましょう．

これらの低年齢児におけるフッ化物応用に関する情報は，いまだ提供される機会が少なく，一般にあまり知られていません．乳幼児歯科健診の際などに，歯科関係者，保健師などから積極的にアピールしていくことが望まれます．

2) 吐き出しができる 3 歳ごろ

　　特　徴：乳臼歯の咬合面う蝕が好発する時期
　　応　用：フッ化物歯面塗布，フッ化物配合歯磨剤，フッ化物徐放性シーラントの利用

　吐き出しができるようになったら，市販されているフッ化物配合歯磨剤の使用をすすめられます．歯のフッ素症のリスクがある時期なので，「使用量はグリンピースサイズ」を確認しておきましょう．

3) 一定時間のうがいができる 4，5 歳

　　特　徴：乳臼歯の咬合面や隣接面，萌出したての第一大臼歯にう蝕が好発する時期
　　対　応：フッ化物洗口，フッ化物配合歯磨剤，フッ化物歯面塗布，フッ化物徐放性
　　　　　　シーラントの複合応用

　30 秒から 1 分間のうがいが十分に行える年齢です．保育園・幼稚園などにフッ化物洗口実施を働きかけましょう．

　また，歯科医院で，あるいは歯科医院を通じて薬局からフッ化物洗口剤を提供することもできます．園で未実施の場合には，家庭におけるフッ化物洗口の実施，フッ化物配合歯磨剤の利用を指導しましょう．そして，定期健診時にはフッ化物歯面塗布を行います．臼歯にはフッ化物徐放性シーラントの応用が効果を発揮します．

4) 小・中学生

　　特　徴：永久歯が順次萌出．上顎前歯部，小臼歯部，第二大臼歯へと，う蝕の好発
　　　　　　部位が移る時期
　　対　応：フッ化物洗口，フッ化物配合歯磨剤，フッ化物歯面塗布，フッ化物徐放性
　　　　　　シーラントの複合応用

　小・中学校における集団のフッ化物洗口は，永久歯全体に対して大きなう蝕予防効果を発揮します．また，ほかのフッ化物の複合応用もすすめましょう．

5) 青年，成人

　　特　徴：歯頸部，隣接面う蝕が多い時期
　　対　応：フッ化物配合歯磨剤の使用を中心に，う蝕リスクが高い場合はフッ化物洗
　　　　　　口，う蝕処置の際にはフッ化物徐放性レジンやセメントを積極活用

6) 高齢者

　　特　徴：根面う蝕が多発する時期
　　対　応：成人と同様，各種フッ化物応用の複合応用

（筒井昭仁）

資料 1
フッ化物徐放性修復材料

　臨床で応用できる徐放性のフッ化物材料とは，歯科治療で一般的に使用する材料に，後からフッ化物を配合させたものや，材料にもともと含有しているものです．

　使用した材料から，フッ化物を継続的に歯面に取り込んだり，あるいはその周囲にフッ化物が溶出することで，フッ化物のもつ本来のう蝕予防効果を発揮させようとしたものです．

　材料によっては効果の検証が不十分なものもありますが，いずれもフッ化物の徐放能が備わっていることから，臨床的に何らかのプラス因子として働いていることは確かで，長期的な使用によってさらに効果が発揮されるものと期待されています．

　材料は用途別に次のように分類することができ，そのうち，わが国で販売されている製品を5つに分けて表に示しました．

フィッシャーシーラント（小窩裂溝塡塞材）

　う蝕罹患性の高い小窩裂溝部分を材料で物理的に封鎖することと，その材料からフッ化物が徐放することで歯質を強化し，物理的な面と化学的な面からう蝕予防を行うものです．

製品名	製造元・販売元	配合フッ化物
ビューティシーラント	㈱松　風	PRGフィラー（ポリアクリル酸とフルオロ・ボロ・アルミノ・シリケートガラスの反応物）
ティースメイト F-1　2.0	クラレノリタケデンタル㈱	MMA-MF 共重合体
ヘリオシール F	イボクラールビバデント㈱	フルオロ・アルミノ・シリケートガラス
フジⅢ フジⅢ LC フジⅦ	㈱ジーシー	フルオロ・アルミノ・シリケートガラス
コンシール F	SDI 日本歯科商社	フッ化ナトリウム
スマートシール　ロック	㈱茂久田商会	フッ化ナトリウム
クリンプロシーラント	3M ヘルスケア㈱	TBATFB

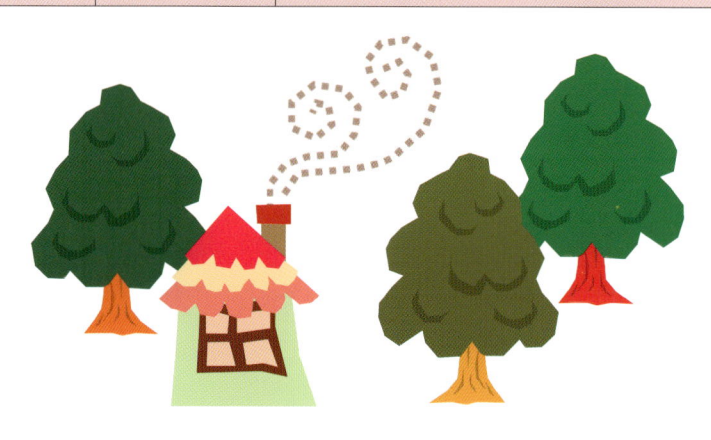

セメント，充塡材，ボンディングシステム

フッ化物を含有する歯科材料を合着，裏装，充塡などに使用することで，う蝕の再発を防止しようとする方法です．処置後に窩洞内などでフッ化物が溶出し，直接歯質に作用して歯質強化がはかられます．

製品名	製造元・販売元	配合フッ化物	用途
レジセム	㈱松風	フルオロアルミノシリケートガラス	合着用
ビューティセム SA		PRGフィラー（ポリアクリル酸とフルオロ・ボロ・アルミノ・シリケートガラスの反応物）	
ハイ-ボンド レジグラス		フルオロアルミノシリケートガラス	
ハイ-ボンド グラスアイオノマー CX			
ハイ-ボンド カルボセメント		HY材	
ハイ-ボンド カルボプラス			
ハイ-ボンド カルボセメント			
ハイ-ボンド ジンクセメント			
ベースセメント		フルオロアルミノシリケートガラス	裏装用，支台築造用
ハイ-ボンド ライナー		フルオロアルミノシリケートガラス，HY材	裏装用
IP テンプセメント		PRGフィラー（ポリアクリル酸とフルオロ・ボロ・アルミノ・シリケートガラスの反応物）	仮着用
ハイ-ボンド テンポラリーセメント ソフト		HY材	仮着用，仮封用，裏装用
ハイ-ボンド テンポラリーセメント（ハード）			仮着用，暫間充塡用
HYC		フッ化亜鉛	仮封用
ハイ-ボンド グラスアイオノマー F		フルオロアルミノシリケートガラス	充塡用，支台築造用
ビューティフィル E ポステリア		PRGフィラー（ポリアクリル酸とフルオロ・ボロ・アルミノ・シリケートガラスの反応物）	臼歯部充塡用
ビューティフィルバルク・バルクフロー			
ビューティフィル II			充塡用
ビューティフィルフロー			
ビューティフィルフロープラス			
ビューティフィルオペーカー			色調遮蔽用
フルオロボンド II			接着用
フルオロボンドシェイクワン			
ビューティコア			支台築造用
パナビア F 2.0	クラレノリタケデンタル㈱	表面処理フッ化ナトリウム	歯科接着用レジンセメント
クリアフィルプロテクトライナー F		MMA-MF共重合体	歯科充塡用コンポジットレジン
クリアフィルメガボンド FA		表面処理フッ化ナトリウム	医薬品含有歯科用象牙質接着剤
クリフィルボンド SE-ONE		フッ化ナトリウム	歯科用象牙質接着材
クリアフィルトライエスボンド ND クイック			
SA ルーティングプラス		表面処理フッ化ナトリウム	歯科接着用レジンセメント
SA セメントプラス オートミックス			
アドシールド GI		フルオロアルミノ珪酸ガラス	歯科合着用グラスポリアルケノエートセメント
テトリック N セラム	イボクラールビバデント㈱	フッ化ナトリウム	充塡用
テトリック N フロー			
IPS エンプレスダイレクト			
アドヒースユニバーサル			接着用
エキサイト F			
クシーノセムプラスセット	デンツプライ三金㈱	フルオロアルミノシリケートガラス	合着用，裏装用
クシーノ CF II ボンド		PEM-F	接着用
クシーノ JP			
ダイラクトエクストラ		フルオロアルミノシリケートガラス	充塡用
SDR			
エステティック HD			
フジ I	㈱ジーシー	フルオロ・アルミノ・シリケートガラス	合着用
フジ I スローセット			
フジリュート			
フジリュート BC			
フジルーティング EX			

資料1　フッ化物徐放性修復材料

製品名	製造元・販売元	配合フッ化物	用途
フジアイオノマータイプⅡ	㈱ジーシー	フルオロ・アルミノ・シリケートガラス	充填用
フジⅡ LC			
フジⅡ LC EM			
フジフィル LC			
フジフィル LC フロー			
フジⅨ GP エクストラ			
フジⅨ GP			
フジアイオノマータイプⅡ LC			裏装用
フジ TEMP			仮着用
フジライニングボンド LC			接着用, 裏装用
フジライニング			裏装用
フジライニング LC			
ライニングセメント			
ジーセム			接着, 合着用
ジーセムリンクエース			
ジーセムセラスマート			
デンチンセメント			象牙質修復用
サービカルセメント			歯頸・歯根部用
リンクマックス			接着用
ソラーレ P			充填用
ユニフィルフロー			充填用
ユニフィルローフロー			
ユニフィルローフロープラス			
ユニフィルコア			支台築造用
ユニフィルコア EM			
グラディアダイレクトポステリア			充填用
グラディアダイレクトフロー			
グラディアダイレクトオペーカー			
リペアフロー			接着, 合着用
ビトレマールーティングセメント	3M ヘルスケア㈱	フルオロ・アルミノ・シリケートガラス	合着用
ビトレマーRトライキュア型			修復用, 支台築造用
ビトレマー2ペースト			合着用, 接着用
ケタックセム イージーミックス			合着用
リライエックス ユニセム 2 オートミックス			接着用
リライエックス アルティメット レジンセメント			
ビトラボンド			裏装用
トクヤマイオノタイト F	㈱トクヤマデンタル	フルオロ・アルミノ・シリケートガラス	合着用
ワンナップボンド F プラス			接着用
プライムフィル		特殊フィラー	充填用
ウルトラブレンドプラス J	ウルトラデントジャパン	フッ化ナトリウム	裏装用, 覆罩用

矯正用接着材（ダイレクトボンディング材）

矯正装置の装着保持に使用する接着材の中にフッ化物を含有させることで，接着材に接触する歯質やその周囲の歯面にフッ化物が供給され，歯質を強化し，う蝕予防をはかるものです．

製品名	製造元・販売元	配合フッ化物	用途
クラスパー F	クラレノリタケデンタル㈱	フッ化ナトリウム粉末，MMA-MF 共重合体	ダイレクトボンディング用
フジオルソ	㈱ジーシー	フルオロ・アルミノ・シリケートガラス	矯正接着用
フジオルソ LC			
トランスボンドプラスカラーチェンジ	3M ユニテック㈱	ヨードニウム・ヘキサフルオロホスフェイト	矯正接着用
ビューティオーソボンド	㈱松風	PRG フィラー（ポリアクリル酸とフルオロ・ボロ・アルミノ・シリケートガラスの反応物）	矯正接着用
オーソロ	オームコ	フルオロ・ケイサン・ナトリウム	矯正接着用
オルソフィア LC	㈱トクヤマデンタル	特殊フィラー	ダイレクトボンディング用
オルソリーバンドペースト	㈱ジーシー オルソリー	フルオロ・アルミノ・シリケートガラス	矯正接着用
オルソリーグラスボンド			矯正接着用

コーティング材

　フッ化物歯面塗布の塗布（あるいは被覆）効果を高めようと考案されたもので，フッ化物を含んだ物質を歯面に塗布（あるいは被覆）します．その物質からフッ化物が連続的に溶出して，歯面と反応します．

製品名	製造元・販売元	配合フッ化物	用途
PRG バリアコート	㈱松風	PRG フィラー（ポリアクリル酸とフルオロ・ボロ・アルミノ・シリケートガラスの反応物）	歯面コーティング 知覚過敏抑制
シールドフォースプラス	㈱トクヤマデンタル	特殊フィラー	知覚過敏抑制
ホワイトコート	クラレメディカル㈱	表面処理フッ化ナトリウム	歯面コーティング（歯科用色調遮蔽材料）
クリンプロ XT バーニッシュ	3 M ヘルスケア㈱	フルオロ・アルミノ・シリケートガラス	知覚過敏抑制

研磨ペースト（歯面研磨材）

　専門家が機器を使って行う口腔清掃（PMTC）の際に用いられる歯面研磨材にフッ化物を含有させたものです．歯面研磨と同時に歯面へのフッ化物の作用が期待できます．

製品名	製造元・販売元	配合フッ化物
メルサージュレギュラー メルサージュファイン	㈱松風	MFP
メルサージュプラス		NaF
ポリッシングペースト 1号 ポリッシングペースト 3号	㈱BMD	NaF
PTC ペースト　レギュラー PTC ペースト　ファイン	㈱ジーシー	MFP NaF
プロフィーペースト PRO 40 プロフィーペースト PRO 120 プロフィーペースト PRO 170 プロフィーペースト PRO 250	クロスフィールド㈱	NaF
コンクール　クリーニングジェル＜PMTC＞	ウエルテック㈱	MFP
ピュアテクトプラス	睦化学工業㈱	NaF
プロキシット　RDA 7 プロキシット　RDA 36 プロキシット　RDA 83	イボクラールビバデント㈱	NaF
NUPRO　プロフィーペースト	デンツプライ三金㈱	NaF
クリニーク　チューブ クリニーク　ジャー　フッ素入	サイブロン・デンタル㈱	NaF
P クリーンポリッシングペースト FD ファイン	㈱モリタ（スモカ歯磨）	MFP
DC プロフィーペースト　グラッシ	㈱ヨシダ（製造はカボ）	フッ化ナトリウム

（平田幸夫）

資料2
保険診療におけるフッ化物応用（2018年12月現在）

　各種フッ化物利用による脱灰性白濁面に対する再石灰化促進効果，う蝕活動期にある根面の非活性化効果が確認されたことを踏まえ，小児・学童の咬合面，第二乳臼歯脱落後の第一大臼歯近心面，学童・生徒の前歯部，成人の平滑面の脱灰性白濁面，高齢者の活動期の根面へのフッ化物応用が保険診療で認められるようになりました．これにより，歯科医院や在宅での診療においてフッ化物を利用しやすくなっています．

1）エナメル質初期う蝕に罹患している患者へのフッ化物歯面塗布，フッ化物洗口指導

　年齢を問わず，「エナメル質初期う蝕に罹患している患者（エナメル質に限局した表面が粗造な白濁等の脱灰病変を有するもの）」に対するエナメル質初期う蝕管理加算として，フッ化物歯面塗布，必要に応じたプラークコントロール，機械的歯面清掃またはフッ化物洗口の指導は130点*の加算となります．ただし，病変部位の口腔内カラー写真撮影が必要であり，2回目以降からは写真撮影に代えて光学式う蝕検出装置（ダイアグノデントペンなど）を用いたエナメル質初期う蝕部位の測定でも可となっています．

　＊「かかりつけ強化型診療所」の場合は260点となり，毎月の算定が可能です．

2）13歳未満のう蝕多発傾向者へのフッ化物歯面塗布，フッ化物洗口指導

　「う蝕多発傾向者」に対してのフッ化物歯面塗布処置（1口腔につき）は110点の加算となります．また，歯科疾患管理料100点のなかに，う蝕多発傾向にある4歳以上の者に対するフッ化物洗口指導40点が含まれています．

3）在宅等療養患者へのフッ化物歯面塗布

　在宅医療等における「初期の根面う蝕」に罹患している患者に対するフッ化物歯面塗は，110点となっています．

News

フッ化物洗口液が薬局やインターネットを通じて購入可能に

　2018年9月18日より，薬事法等が改定され，フッ化物濃度450 ppmFのフッ化ナトリウム溶液が「要指導医薬品」から「一般用医薬品の第1類医薬品」となり，薬剤師による書面での情報提供を要件に薬局やインターネットを通じて入手可能になりました（p.14 図3参照）．毎日法として，そのまま450 ppmFの洗口液として，また水道水で倍に希釈することにより225 ppmFの洗口液としても利用できます．家庭で個人的にフッ化物洗口を実施するのに適した製品といえます．

（筒井昭仁）

II. 各場面における
　　フッ化物局所応用

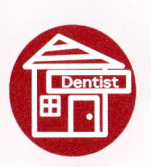

- 1. 診察室の実際
- 2. 地域の実際

　みなさんの活躍場所は，診療室，乳幼児歯科健診の場，保育園，幼稚園，学校，職域など多様です．

　それぞれの場面で，フッ化物がどのように応用されているのか，ここでは診療室と地域に分けて実際例を紹介します．

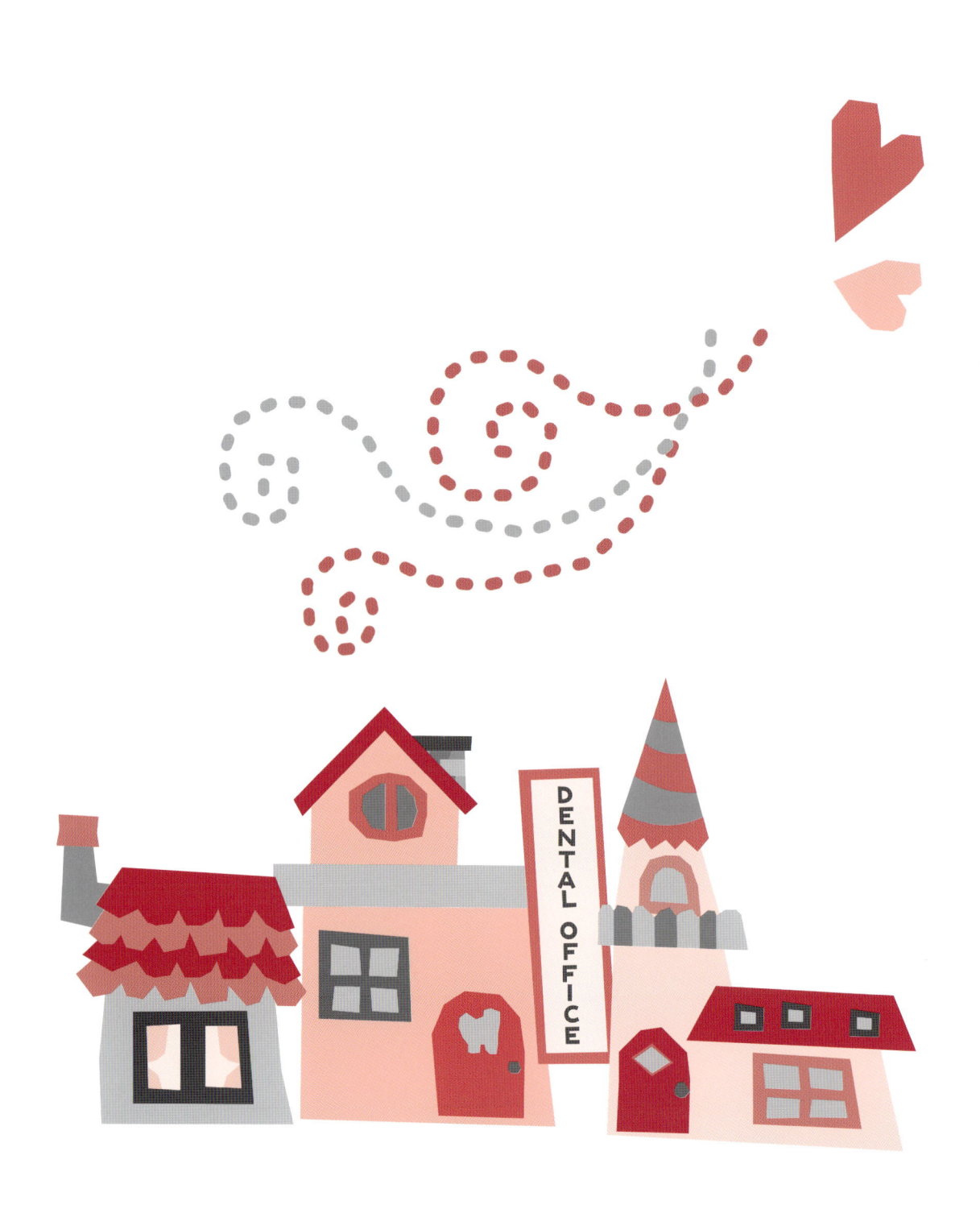

II. 各場面におけるフッ化物局所応用

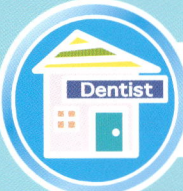

1. 診療室の実際

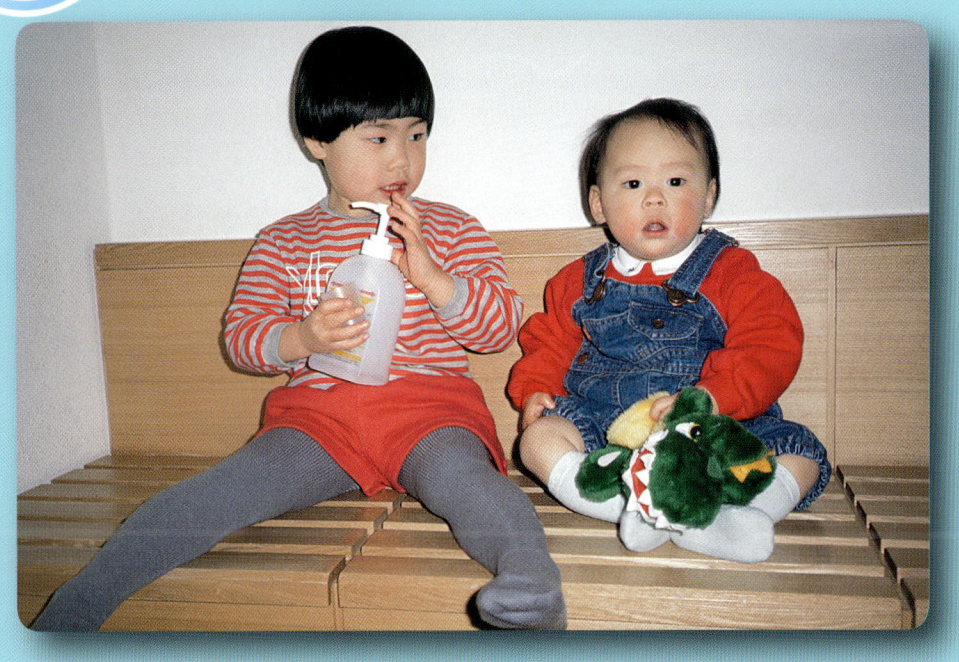

　ここでは、口腔疾患の予防と管理を主体的に行う診療室である『医療法人ウェルビーイング』で行っているフッ化物応用の実際を紹介します．
　これらは、診療室において30余年の長期にわたり予防歯科を実践するなかで、学術情報をベースに試行錯誤を繰り返しながら開発し、定着させたものです．

1 診療室におけるフッ化物応用の要件

　まず、診療室における予防歯科の場面で、フッ化物を応用する際のポイントを6項目にまとめてみました．あなたの診療室の現状を確認するために、チェックしてみてください．

Let's check up !
- □ 1 院内に定期健診のシステムが確立している．
- □ 2 利用者、あるいは保護者がフッ化物応用の意味や意義を十分に理解している．
- □ 3 フッ化物応用に関するわかりやすい情報の提供と健康教育システムが準備されている．
- □ 4 スタッフ全員がフッ化物に対して正しい知識をもっている．
- □ 5 フッ化物を提供、指導する側にとって、その手続きが漏れなくできるよう簡素化されている．
- □ 6 利用者にとって簡便であり、経済的な負担にならない．

II. 各場面におけるフッ化物局所応用

いかがでしょうか．6項目ともチェックがつきましたか？
　ここで紹介するウェルビーイングの予防システムが，あなたの診療室におけるフッ化物応用の参考になれば幸いです．なお，ポイント 4，5 については『III. フッ化物応用―すすめるポイント，答えるポイント』を，ポイント 6 の「簡便」については『I. 各種のフッ化物局所応用』を参考にし，「経済的」については自院でご検討ください．

2 診療室におけるフッ化物応用の位置づけ

1) 予防対象者のすべてがフッ化物の適応者

　誰もが予防の対象者であり，フッ化物の適応者です．う蝕のリスク判定によりフッ化物の使用法を組み替える必要はありません．口腔内に微量のフッ化物が常に存在し続けることが基本になります．
　現在，永久歯う蝕は減少傾向にあるものの，年齢に伴って増加する傾向に変化はなく，30 歳代以降のう蝕有病者率はほぼ 100 ％となっています．さらに近年の高齢者の新生う蝕増加も気になるところです．小児期からの歯質強化がますます重要となっています．
　う蝕の要因は歯の表面の pH や口腔内の環境だけではありません．図 1 に示すように，社会環境や個人の知識，態度，信念，その結果としてのライフスタイルなども複雑に関係しています．そして，この複数の要因が複雑に関与して起こる脱灰のときや大きさを的確に把握する検査法もいまのところ存在しません．
　このように，歯の萌出が始まった乳児期から根面う蝕のリスクが高まる高齢者までのすべてのライフステージにおいて，いつ起こるか，その大きさもわからない脱灰に対しては，口腔内に常時，微量のフッ化物が存在し，再石灰化促進の用意が整ってい

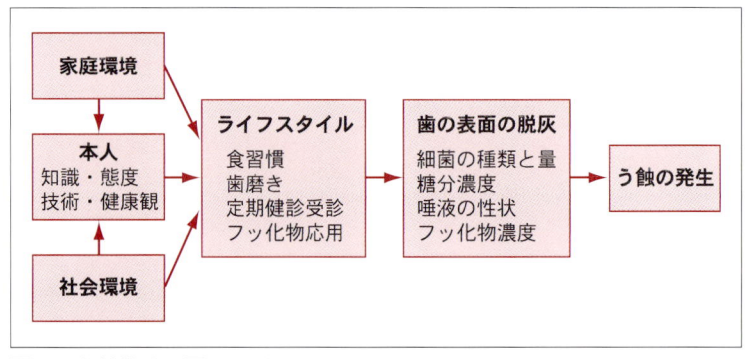

図1　う蝕発生の因果モデル
　う蝕の発生は医学生物学モデルと社会生態学モデルの 2 つの視点から解明する必要がある．

1. 診療室の実際

ることが,う蝕予防にとっての基本的な要件となります.

2) 長期に継続して応用することが必須条件

　生まれてから一生を終えるまでの長いライフステージでは,生活環境や口腔内環境の変化に伴い,疾病に対するリスクは常に変動します.

　乳幼児期にはう蝕原因菌である *Streptococcus mutans* などの歯面への定着や,離乳食の導入から断乳,そして普通食への移行といった食生活の急激な変化があります.保育者や周りの大人たちの子育ての姿勢が,そのまま口腔内に反映する時期でもあり,う蝕のコントロールが複雑で,むずかしい時期です.

　就学前〜学童期は,第一大臼歯の萌出に始まり,ほかの永久歯萌出が後に続きます.そして中学,高校の時期には,自立心が旺盛となる一方,健康観や生活知識・技術の確立は不十分というアンバランスな状況を迎えます.またこの時期,すべての永久歯が順に萌出直後のハイリスク期を経験します.

　青年期になると生活も一変し,それまでとは異なった環境での暮らしが始まります.それに伴ってライフスタイルが不安定となり,疾病に対するリスクが高まる可能性があります.青年期の後半は,就職や結婚など人生の転機が訪れ,新たなライフスタイルへと移行する時期です.女性の場合は出産と子育てにより,しばらくは自分の健康に加えて,子どもの健康を背負う時期でもあり,隣接面う蝕や二次う蝕のリスクが高まります.

　壮年期を経て高齢者になると,歯周病とともに歯肉の退縮に伴う根面う蝕の問題が出現します.

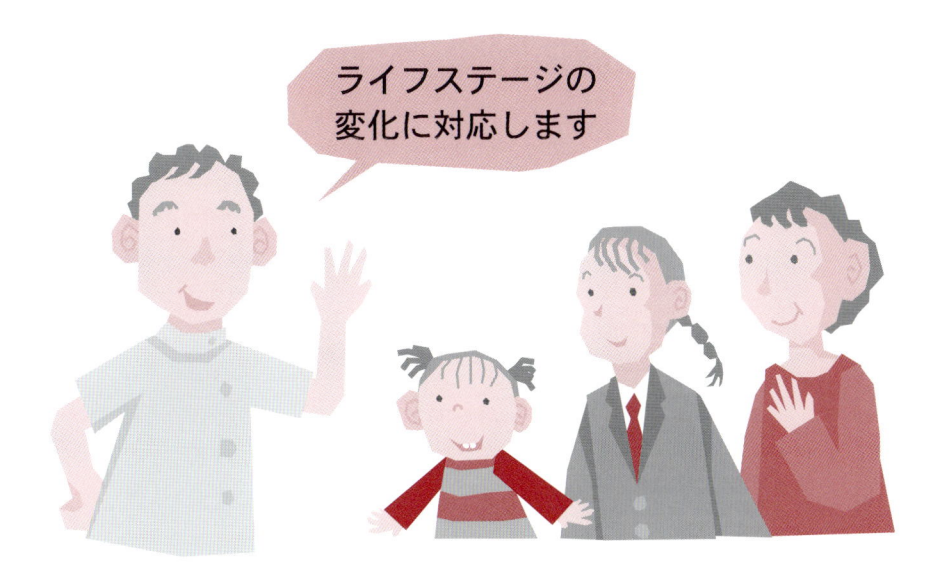

ライフステージの変化に対応します

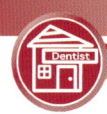

このようなライフステージの変化に対応し，未然にう蝕の発症を防ぐには，長期にわたるフッ化物応用のためのサポートが必要となります．院内にその受け皿をつくることが必須です．

3）長期に継続して来院してもらうために

長期に継続して来院してもらうためには，予防歯科のシステムづくりが必要です．院内で整備すべきシステムとして，以下のようなものがあげられます．

> （1）治療終了から定期健診につなげるオリエンテーション・システム
> （2）定期的なリコール継続のためのリコール管理システム
> （3）継続的なサポートを的確なものとする情報ファイリング・システム
> （4）的確な診断結果に基づく適正な予防処置を実施する診療システム
> （5）スムーズで無駄のない健康教育を行うためのインフォメーション・システム

（1）治療終了から定期健診につなげるオリエンテーション・システム

一般的に治療終了後に予防へと移行するケースが多いと思われます．この時点で，来院者も歯科医院側もいままでの「治療の場」であった歯科医院から，「予防の場」としての歯科医院への気持ちの切り替えがとても重要になります．

予防歯科のオリエンテーションを用意しましょう．定期健診の目的，システムの概要，お互いの役割，予防処置の具体的な内容，料金システム，フッ化物やう蝕予防に関する基本的な情報を整理して提供します．

（2）定期的なリコール継続のためのリコール管理システム

定期健診の意義や目的をいくら共有できていても，つい来院しそびれて次回の予約が取りづらくなっている方は多いようです．また，歯科医院側にもそのチェックシステムがなく，来院する気が十分ある方をそのまま放置してしまっていることもあります．

このような事態を未然に防ぐには，定期的なリコールを無駄なく確実に伝える電話，ハガキなどによるリコール管理システムをつくる必要があります．

（3）継続的なサポートを的確なものとする情報ファイリング・システム

来院が長期にわたってくると，たとえば，反抗期に入って突然フッ化物洗口をしなくなったなど，いろいろな変化が来院者自身に起こってきます．変化に対応して的確な判断を下し，必要な予防プログラムや健康教育を実施しなければなりません．そのためには健診時に得られる断片的な情報だけでは不十分で，それ以前からのフッ化物洗口や歯磨きの実施状況に関する情報や経時的な歯面単位のう蝕情報，その他カルテ

上の記述文などのプロセス全体にわたる情報が必要になります.

ファイリングにはコンピュータが力を発揮します.

(4) 的確な診断結果に基づく適正な予防処置を実施する診療システム

プロフェッショナルケアには,フッ化物歯面塗布のほかに,シーラント,フッ化ジアンミン銀塗布などがあります.これらはいずれも歯科衛生士の業務範囲の処置です.必要な処置を的確に無駄なく実施するには,まずスタッフ全員がそれぞれのメカニズムや術式を十分に理解し,習得している必要があります.

また,行うべき予防処置を間違いなくほかのスタッフに伝える伝達システムと,誰が,いつ,その処置を実施したかを確実に記載でき,確認できる定期健診用カルテも必要です.

(5) スムーズで無駄のない健康教育を行うためのインフォメーション・システム

定期健診の初期の段階では,来院者の日常的な保健行動や,健康問題に対する対処能力は十分に確立されていないのが一般的です.また,う蝕予防に主体的な姿勢をもった人であっても,一回聞いたことをすべて記憶することはむずかしいものです.

フッ化物配合歯磨剤の選び方,フッ化物洗口の説明,う蝕予防解説などのテーマごとにつくられたパンフレットは,スムーズな知識提供の強力なツールとなります(p.20参照).また,スタッフが提供する情報のばらつき防止にもなります.来院者の状況に応じて,短いコメントを添えて渡すことはたいへん効果的です.

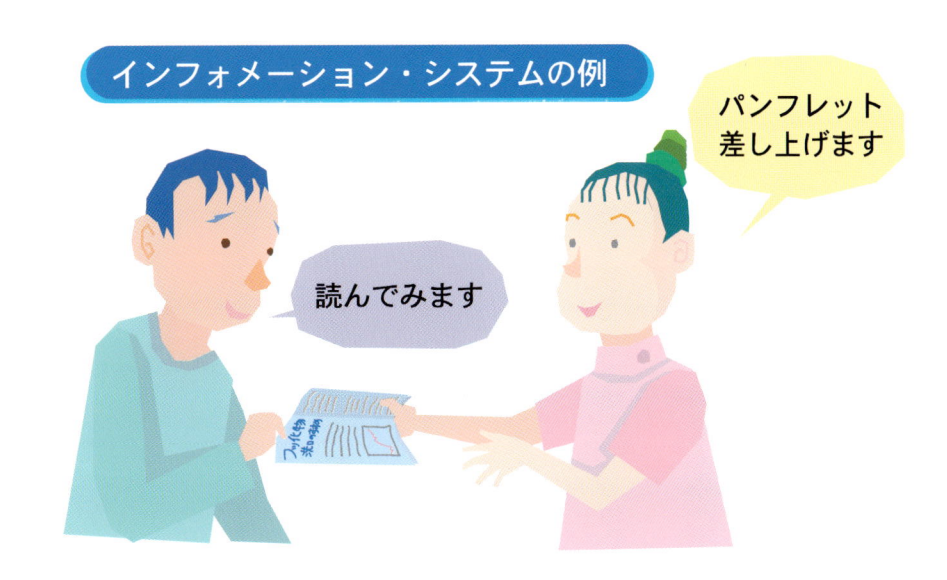

インフォメーション・システムの例

II. 各場面におけるフッ化物局所応用

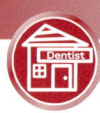

4) 予防や健康づくりの主役は来院者自身

　予防や健康づくりの主役は専門家ではありません．専門家側の気持ちの切り替えが必要です．

　う蝕は，感染症であると同時に生活習慣に大きく影響を受ける「生活習慣病」でもあります．したがって，日常のライフスタイルのありようが口腔の健康状態に反映します．3カ月に1度の定期健診の場合，私たちが来院者にかかわれる時間は，90日のうちのわずか30分から1時間でしかありません．そのなかで提供できるプロフェッショナルケアにはおのずと限界があります．健康づくりの主役は，来院者自身であることを肝に銘じるべきでしょう．

　健康をコントロールしながら人生の坂道を登っていくのは来院者自身であり，私たち専門家は坂を登っていく来院者に対し，登るための知恵や技術を提供するサポーターなのです（図2）．役割としては，セルフケアとしてのフッ化物応用や歯磨きを実践してもらうための教育，指導などがあり，さらには坂道で転げたり滑りそうになったときに，的確なプロフェッショナルケアで後押ししたり，支えたりするのが診療室での予防歯科です．

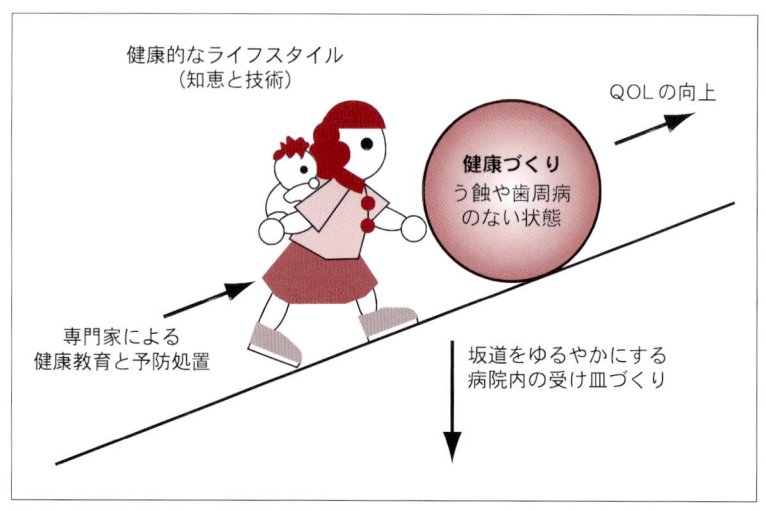

図2　健康づくりの主役は来院者
来院者自身の日常のライフスタイルのありようが健康に大きな影響を与える．

1. 診療室の実際

5) プロフェッショナルケアとセルフケアにより予防効果アップ

　診療室におけるフッ化物歯面塗布，必要に応じて行ったシーラント，フッ化ジアンミン銀塗布，PTC（PMTC）などのプロフェッショナルケアと，家庭におけるフッ化物応用（洗口，歯磨剤利用など），間食の注意，歯磨き実施などのセルフケアを組み合わせたことによって得られた結果を**表1**に示します．

　同時期のわが国の5歳児の平均 dft は 2.3 本，12 歳児の平均 DMFT は 1.7 本（2005 年，歯科疾患実態調査）でした．これらと比べて，診療室で行うプロフェッショナルケアと家庭におけるセルフケアの充実は極めて低いう蝕有病状況をもたらしていることがわかります．

　なお，セルフケアの確立には来院時に行われる健康教育が欠かせません．

表1　ウェルビーイングでの定期健診受診者のう蝕罹患状況

	1人平均う蝕歯数	罹患者率
乳歯う蝕（5歳児）	0.9 本	34 %
永久歯う蝕（12歳児）	0.06 本	6 %

1歳前後から継続して来院した5歳児107名の乳歯う蝕の罹患状況と，5歳前後から継続して来院した12歳児218名の永久歯のう蝕罹患状況．

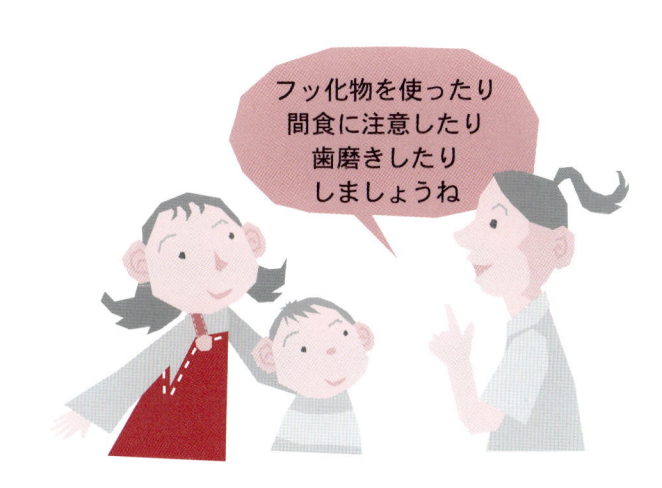

II. 各場面におけるフッ化物局所応用

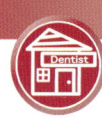

3 フッ化物応用による予防システムの概要

定期健診時におけるウェルビーイングのフッ化物応用の実際を紹介します．

1) 乳幼児期（0〜3歳）のフッ化物応用

乳歯の萌出と同時にフッ化物歯面塗布を開始します（**図3**）．

ウェルビーイングでは，フルオール・ゼリー®歯科用2％を使った歯ブラシ法を採用しています．塗布後は，口にたまった唾液やジェルをティッシュなどに吐き出してもらい，30分間は飲食やうがいを控えてもらいます．

この方法を3カ月ごとの定期来院時に行っています．脱灰性白濁斑などがみられ，う蝕活動性が高いと判断された場合には，活動性が安定するまでの間，リコール間隔を短くして，フッ化物歯面塗布を含むプロフェッショナルケアの強化をはかっています．

また，この時期，家庭でのフッ化物応用としてフッ化物スプレーをすすめています．市販のスプレー容器にフッ化物洗口液（225 ppmF）を詰めて渡し，歯磨き後に口腔全体に行き渡るように3，4回スプレーするよう指導しています．

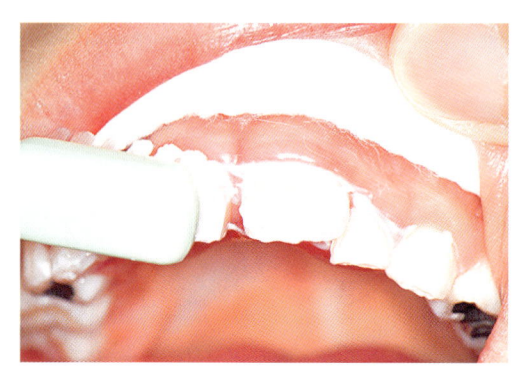

図3　上顎のフッ化物歯面塗布

2）4〜12歳の幼児・学童期のフッ化物応用

　フッ化物歯面塗布はそのまま継続します．4歳前後でブクブクうがいができるようになったら，家庭では，フッ化物スプレーからフッ化物洗口液に順次切り替えていきます（図4）．フッ化物配合歯磨剤は併用します．

　ウェルビーイングでは，フッ化物洗口の習慣化という点を考慮して，フッ化物濃度225ppmF溶液による毎日法を指導しています．溶液の調整は，p.15の"補充液持ち帰り方式"で行っています．洗口の時間帯は夜の歯磨きの後，それが無理なら朝の歯磨きの後と指導しています．

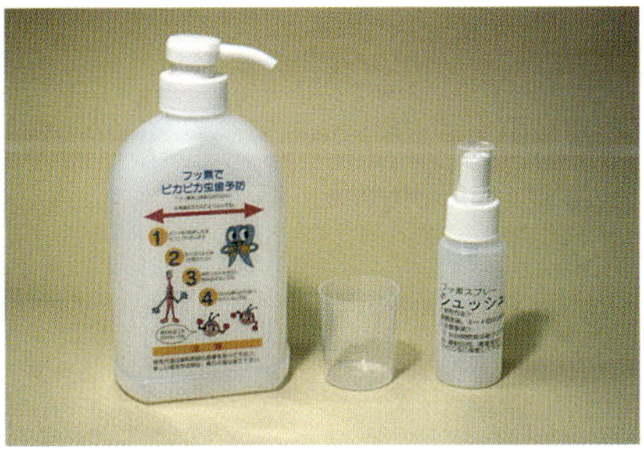

図4　フッ化物洗口用ポリタンクとフッ化物スプレー（シュッシュF®）

3）13〜19歳の少年期から青年前期のフッ化物応用

　フッ化物歯面塗布は継続します．この時期になると独立心が旺盛になり，自分のことは自分で決める傾向が強くなります．また反抗期でもあります．フッ化物洗口についても，親から指示されなくとも自分の考えで確実に実行するケースと，中断するケースの両極端の傾向が観察されます．第二大臼歯が萌出し，う蝕になりやすいハイリスク時期を迎えるので，事情を説明し，何とか萌出が完了するまでは洗口を継続するように話し合います．その後，洗口継続の意思がない場合には，フッ化物配合歯磨剤を確実に使用するようすすめています．大事な時期なので気長な対応を心がけましょう．

　いずれにせよ本人の意思を尊重することが大事で，セルフケアが確立されるまではプロフェッショナルケアを重点的に行うようにします．

4）青年期以降のフッ化物応用

　この時期まで継続してフッ化物を応用すると堅固なエナメル質となり，う蝕のリスクは低くなります．フッ化物配合歯磨剤の使用と，PMTC実施時のフッ化物配合研磨剤の応用で十分となります．ただし，生活環境の変化やライフイベントによって起こるう蝕のハイリスクや，高齢化に伴う根面う蝕のハイリスクなどに対しては，フッ化物歯面塗布や家庭におけるフッ化物洗口をすすめることで対応しています．

II. 各場面におけるフッ化物局所応用

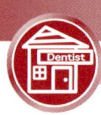

4 フッ化物洗口を継続させるために

家庭でフッ化物洗口を実施する場合，いかに継続してもらうかがポイントとなります．中断の原因としては，歯科医院側と来院者側の両方の問題が考えられます．

1）歯科医院側の努力——洗口液の補充を忘れない

歯科医院側の問題としては，洗口状況のチェック漏れがあります．来院時に，洗口用の補充液がなくなっていても話のきっかけがないとそのままとなってしまうケースがあるため，歯科医院側から必ず声をかけるようにしましょう．

ウェルビーイングでは，洗口状況を把握するために，定期健診用カルテにチェック欄を設けて，来院ごとにチェックするようにしています．また，受付でもリコール管理用のコンピュータの画面上でチェックするようになっており，補充液の有無を聞き，渡し漏れがないようにしています．

2）来院者側の努力——歯科医院のバックアップが大切

来院者側の問題としては，①保護者や子ども自身が十分に洗口の意義や重要性を認識していない，②家庭内で洗口を実行しやすい環境が整っていない，③洗口を継続していけるような周りのサポートが弱い，などが考えられます．

ウェルビーイングでは，この対策としてフッ化物洗口の意義を十分に理解してもらうための説明用パンフレット（図5）を用意しており，洗口開始時に，これを使って話をしています（図6）．中断したり，なかなか実行できない来院者に対しては，来院時に話をしながらお互いに問題点を探り，専門情報の提供も交えて，どうしたら実行できるかをともに考え，実行可能な案をつくっていきます．

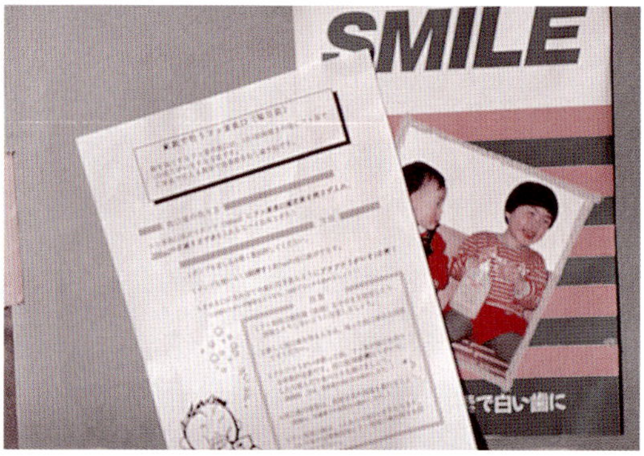

図5　フッ化物洗口開始時の説明に使用するパンフレット

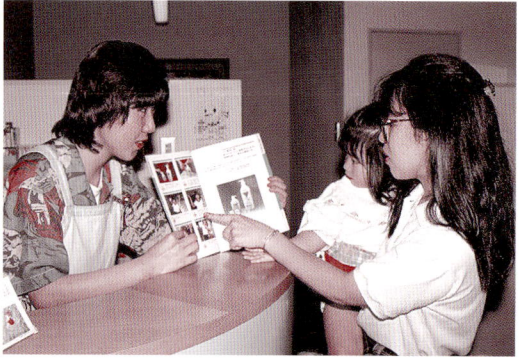

図6　パンフレットを使って説明するスタッフ

また，その内容はカルテに記録し，次回の健診時に確認します．これを繰り返しながら来院者に日常的な洗口が定着するようにしています．

1992年5月にウェルビーイングに来院した100名を対象に，フッ化物洗口実施状況調査を行いました．洗口継続の質問に対して，「現在継続している」と回答したものが90名，「中断している」は10名でした．その10名の中断理由は，「忘れていた」が5名，「めんどうだった」が3名，「習慣にならない」，「フッ化物に不安がある」が各1名という結果でした（図7）．洗口頻度は，「週5回以上」と回答したものが66％を占めていました．また「自分から進んで（洗口）しています」と回答したものが58％を占めていました．さらに現在のフッ化物洗口システムに対しての評価では，非常によい，あるいはよいと回答したものが75％でした．

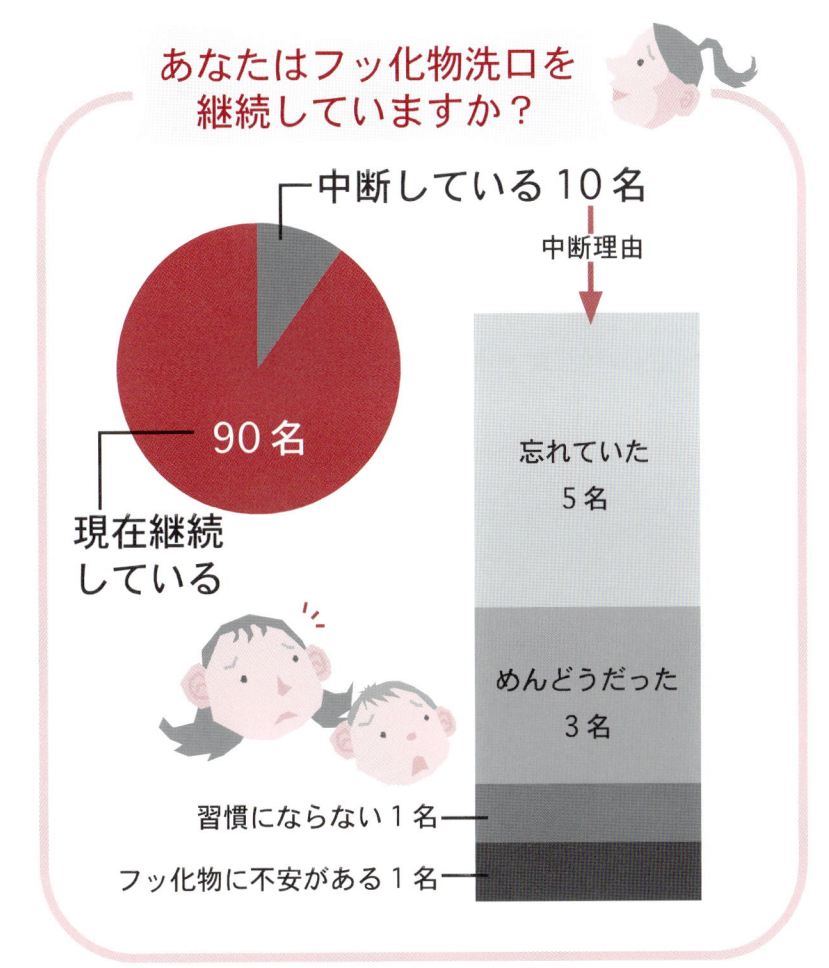

図7　フッ化物洗口実施状況調査
（1992年5月ウェルビーイング実施，対象者100名）

II. 各場面におけるフッ化物局所応用

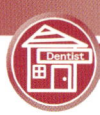

5 まとめ

　いかがでしたか．あなたの診療室におけるフッ化物応用の参考になったでしょうか．

　今世紀は「健康増進」，「予防」，「治療」，「リハビリテーション」のすべてを包含するヘルスプロモーションの時代といわれています．歯科医院も，治療・予防はもちろん，地域住民の健康づくりやQOL（クオリティ・オブ・ライフ）の向上に貢献できる場としての存在が期待されています．健康（ヘルス）を増進（プロモート）する診療室において根拠（EBM）のしっかりしたフッ化物応用は確実に力を発揮します．

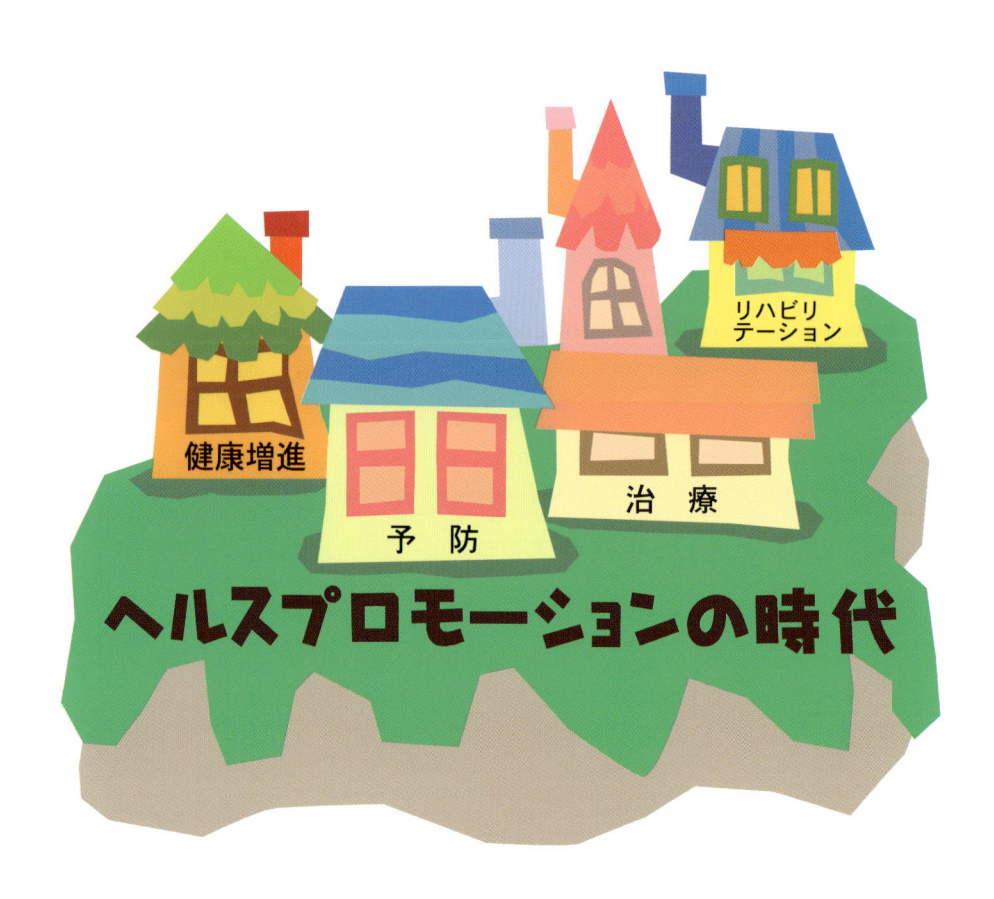

（中村譲治）

Ⅱ. 各場面におけるフッ化物局所応用

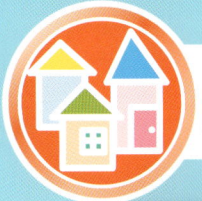

2. 地域の実際

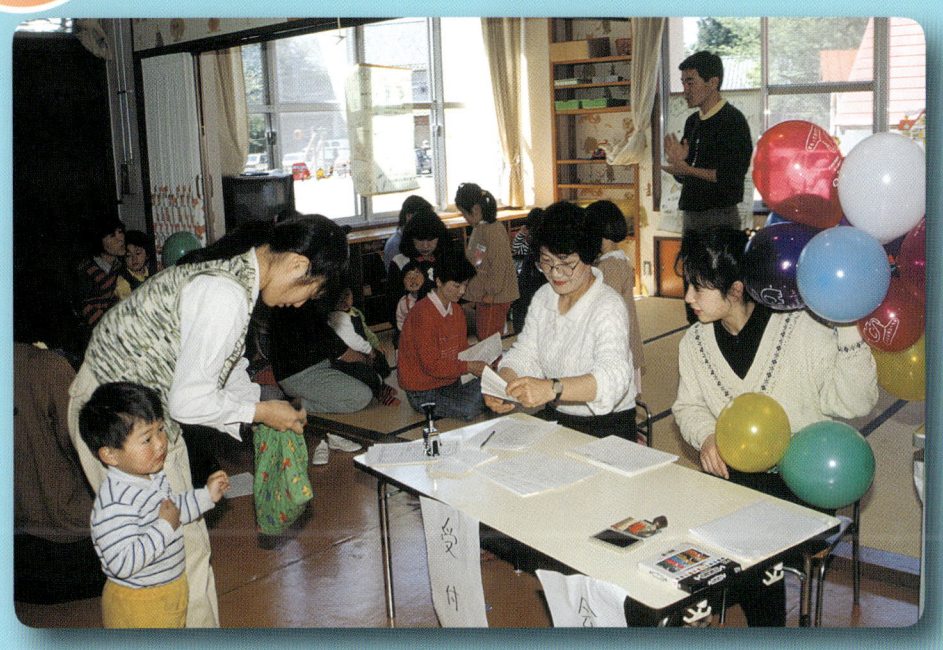

　　フッ化物応用は，わが国においてもさまざまな形式で普及してきました．個人応用にとどまらず，地域ベースの応用も導入されるようになり，地域によっては「歯科保健条例」のなかに位置づけられるようになりました．

　　そうした地域において，地域住民の歯の健康づくりをプロモートするために，歯科保健の専門家には「地域に出て」活動することが求められます．

　　ここでは，生涯にわたる歯の健康づくりを志向する，地域ベースのフッ化物応用に取り組んだ活動を紹介します．展開された活動は，同様の活動を行っている多くの地域に共通するものといえるでしょう．

　　地域における活動が，当初は小さなものであっても，時とともに将来の大きな成果につながることを知ってもらいたいと思います．

II. 各場面におけるフッ化物局所応用

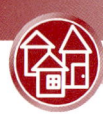

◆都道府県の事例◆

― フッ化物応用を位置づけた歯科保健の体系づくり（北海道の例）―

1 歯科保健医療に関する条例の施行

1）条例の意義と理念

　北海道では2009年6月に，新潟県（p.78参照）についで2番目となる歯科保健医療に関する条例（正式名称：北海道歯・口腔の健康づくり8020推進条例，以下「条例」）が施行になりました．条例は，地方自治の精神に基づき，地方自治体が住民との対話・協調を通じて定めることのできる地方独自の政策を実現するための地方の法律です．たいへん重みのあるものであり，今後の北海道の歯科保健医療施策は**表1**に示す条例の目的と理念をふまえ，第11条の「学校等におけるフッ化物洗口の普及その他の効果的な歯科保健対策の推進に必要な措置を講ずるものとする」を含む具体的な施策を実行し，進行状況の評価を行うことが義務づけられたことになります．

表1　北海道歯・口腔の健康づくり8020推進条例の概要

条例の目的と基本理念（第1条，第2条）
「道民の生涯を通じた歯・口腔の健康づくりに関する施策を総合的かつ効果的に推進し，もって道民の健康の増進に寄与する」とする目的および「歯・口腔の健康づくり」は，すべての道民が生涯を通じて必要な歯科保健医療サービスを受けることができるよう，適切に推進されなければならない．

2）北海道の条例の特徴

　全国で最初の歯科保健医療に関する条例を2008年に施行した新潟県は，フッ化物洗口の普及率が高く，都道府県単位でみた12歳児の永久歯むし歯数も10年連続日本一少ないという歴史と実績のある「歯科保健先進県」です．一方，当時の北海道（以下「道」）はう蝕が多く（**図1**），フッ化物洗口の普及も十分とはいえず，179市町村のうち実施施設・校があるのは28市町村，小学校での実施はわずかに32校と，歯科保健に関しては後進的な状況にありました．こうした実情を踏まえ，道の条例には，「フッ化物洗口」の推進という趣旨が条文に盛り込まれました．これは新潟県の条例にはない全国で最初の規定であり，条例の意義やもたらす影響は新潟県とは違ったものになったといえます．

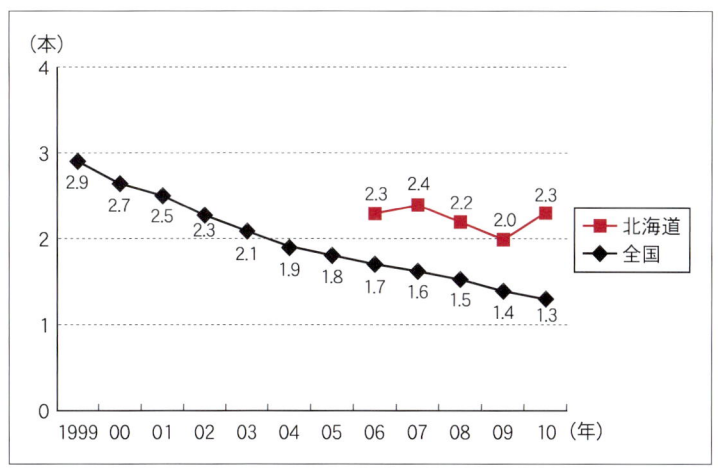

図1　12歳児永久歯1人平均むし歯数の推移

2 条例制定当時の背景

1) 口腔保健の水準

　　条例制定当時における道の歯科疾患の状況を**表2**に示します．幼児・学齢期からむし歯が多く，成人・高齢者の残存歯数は少ないといった状況で，道の口腔保健の水準は全国的にみて低いレベルとなっていました．

表2　北海道の歯科疾患の状況

幼　児	3歳児のむし歯有病者率は25.9％で47都道府県中24位（2008年度）
学　童	12歳児の1人平均むし歯数は2.2本で47都道府県中ワースト3位（2008年度）
成　人	50～60歳代の3～4割が重度の歯周病に罹患しており，全国平均に比べて約10歳早いペースで歯が失われていく傾向を示している（2004年度）
高齢者	80歳で20本以上の自分の歯を持っている人の割合は13.5％と全国平均24.1％の約半数（2004年度）

2) 歯科保健医療の状況

　　北海道は，日本国土の23％を占める広大な土地に179という多くの市町村があります．歯科保健事業をみると，乳幼児に対するフッ化物歯面塗布事業の実施率は高い（2008年度，約9割にあたる160市町村で実施）ものの，保育所・幼稚園・学校におけるフッ化物洗口の実施率は約16％（2008年度，市町村単位）と，低い状況にとどまっ

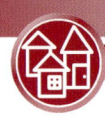

ていました.成人や高齢者の歯科保健対策についても不十分な状況となっていました.

歯科保健医療の供給状況については,歯科医師数は人口10万対で全国平均を上回り,歯科衛生士の数も増加傾向にありました.しかし札幌市,旭川市などの都市部に集中する一方で,多くの地域で十分とはいえない状況となっていました.道は,保健行政として政令指定都市の札幌市などの4市を除く175市町村を26の道立保健所で管轄しています.うち10カ所に10名の歯科医師と13名の歯科衛生士が,他の2カ所には各1名の歯科衛生士が配置されていました.また,17の市町村には歯科職種が配置されていました(2009年4月).

3 条例が施行されるまでの経緯と経過(表3)

1) 条例制定の発端

2008年8月に北海道歯科医師連盟が,道議会与党最大会派に対して条例の制定を要望したことが発端となって条例づくりが始まりました.同年の秋から与党最大会派の保健福祉分野条例研究会で条例案作成作業が開始され,同年11月には条例要綱案がまとめられました.

2009年1月の与党最大会派議員総会で道議会への提案が機関決定されています.以降,他会派への説明や意見交換が行われ,同年3月に,与党3会派共同で道議会に提案されました.

表3 北海道歯・口腔の健康づくり8020推進条例の検討および審議経過

時　期	審議経過
2008年8月	北海道歯科医師連盟タウンミーティング
	道議会与党最大会派議員団へ歯科保健条例制定を要望
11月	要綱案作成
	関係機関へのアンケート調査実施,およびパブリックコメントを募集
12月下旬	条例素案作成
2009年1月6日	与党最大会派議員総会で条例案提案了承
1月16日	知事へ意見照会
1月中〜下旬	パブリックコメントを募集(与党最大会派ホームページ)
3月18日	本会議で提案,一般質問
3月27日	保健福祉委員会(継続審議決定)
5月12日	保健福祉委員会(参考人4名を招集しての意見聴取と質疑)
6月15日	保健福祉委員会(修正動議&採決)
6月16日	本会議(保健福祉委員会の審議結果報告&採決)
6月26日	条例公布・施行

2) 活発な議論

議会レベルでの審議は，条例を特長づけることとなった第11条のフッ化物洗口の規定（表4）を中心に与党と野党会派との間で再三にわたって活発な議論がかわされました．しかし結局，結論が出ず，継続審議になってしまいました．

4月以降も引き続き，4名の参考人招致を含めて3回の保健福祉委員会が開催され，フッ化物洗口の有効性と安全性，学校への導入の必要性などについて議論が行われました．最終的には2009年6月15日の保健福祉委員会において，野党からの修正案を入れて議決され，翌日の本会議で1会派の2名を除く圧倒的多数で可決されました．なお，第11条のフッ化物洗口の条文（表4）については修正はありませんでした．2009年6月26日に公布，施行となりました．

4 条例におけるフッ化物洗口の位置づけ

条例は全16条からなりますが，その第11条（表4）は，市町村や学校などにフッ化物洗口の実施を義務づけるような書きぶりではなく，道および北海道教育委員会（以下「道教委」）の支援的な役割や責務を明確にする規定となっています．

表4　北海道歯・口腔の健康づくり8020推進条例の第11条

- 道は，幼児，児童及び生徒に係る歯・口腔の健康づくりの推進を図るため，学校等におけるフッ化物洗口の普及その他の効果的な歯科保健対策の推進に必要な措置を講ずるものとする．
- 知事又は教育委員会は，保育所，幼稚園，小学校及び中学校等においてフッ化物洗口が実施される場合は，各実施主体に対し，学校保健安全法（昭和33年　法律第56号）第5条に規定する学校保健計画又はそれに準じた計画に位置づけ実施すること等，その的確な実施のための必要な助言を行うものとする．

5 フッ化物洗口普及のための具体的な措置

1) フッ化物洗口実施のための基盤整備

条例施行後，おもに道民，行政，教育関係者および保育所・幼稚園・学校など現場の関係者の理解向上と，市町村および市町村教育委員会におけるフッ化物洗口事業の導入の支援となる資料や制度づくり（表5）を行いました．

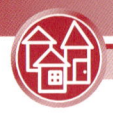

表5　フッ化物洗口の普及に向けた道の措置

時　期	事　業
2009年12月	北海道フッ化物洗口ガイドブックを作成
2010年4月	北海道歯科保健医療推進計画に重点施策として位置づける
2010年度	フッ化物洗口実施基礎研修会を開催（14会場）
2010〜12年度	フッ化物洗口推進重点地域（市町村）を指定し，保育所・学校等への導入を支援

2）フッ化物洗口実施のための解説書づくり

　道，道教委，北海道歯科医師会（以下「道歯科医師会」），北海道歯科衛生士会の4者共同で，行政や保育所・学校など現場の関係者向けの「北海道フッ化物洗口ガイドブック実践編（図2）」を作成し，関係機関に配布するとともに，道庁のホームページ上にアップしました．内容は，厚生労働省研究班が2003年3月に公表した「う蝕予防のためのフッ化物洗口実施マニュアル」に準拠し，導入までのステップ，必要な書類の様式や記入例，薬剤および器材の種類や価格，現場での実施方法や必要な経費などの記述を中心に実用的な内容となっています．

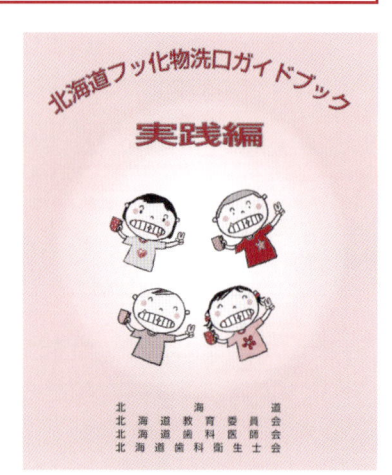

図2　北海道フッ化物洗口ガイドブック実践編

3）フッ化物洗口実施基礎研修の開催

　多くの行政や現場関係者にフッ化物洗口についての正しい情報が届いていないことが調査などにより示唆されていたため，まずはフッ化物洗口実施に関わる基本的な情報提供を行うことを趣旨とする基礎研修の予算を確保し，全道を14会場に分けて研修会を実施しました（図3）．対象は，おもに市町村，市町村教育委員会，保育所，幼稚園，小・中学校などの職員であり，道教委も共催となったため，多くの学校関係者の参加を得ました．

　また，道歯科医師会の協力を得て，研修会の挨拶のなかで，歯科医師会はフッ化物洗口を推進する考えであることを参加者に伝えてもらったことも大きな意義があったと考えます．

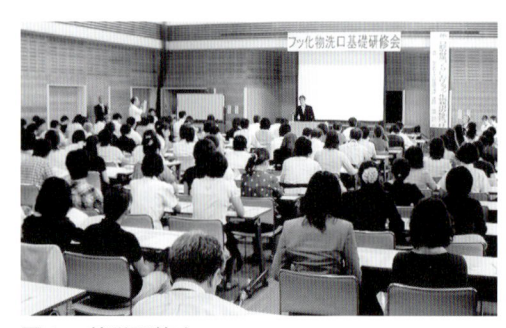

図3　基礎研修会

4）フッ化物洗口の位置づけと普及の目標

　啓発的要素の強い事業に取り組む一方で，条例第8条の規定に基づき2010年4月から施行した北海道歯科保健医療推進計画（以下「計画」）に，フッ化物洗口の推進を4つの重点施策の1つとして位置づけました（図4）．

　併せて，2012年度末までにフッ化物洗口を全市町村で最低1カ所は実施するという目標を掲げました．

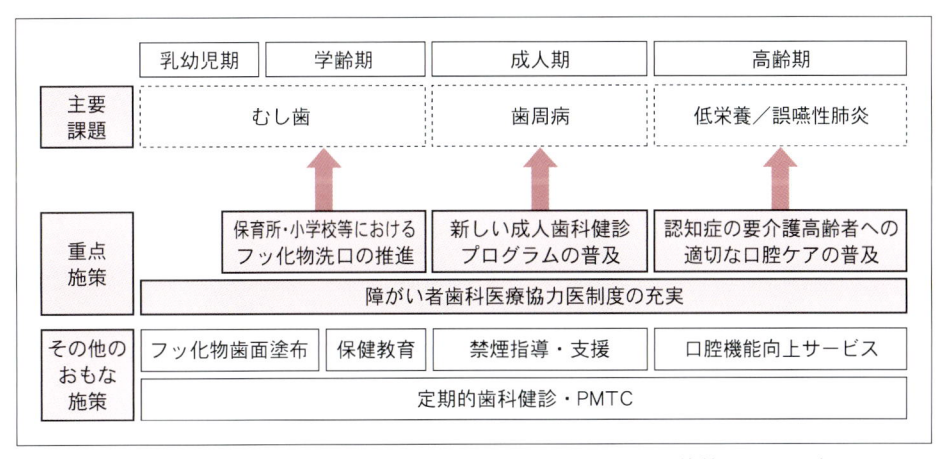

主要課題	乳幼児期	学齢期	成人期	高齢期
	むし歯		歯周病	低栄養／誤嚥性肺炎
重点施策	保育所・小学校等におけるフッ化物洗口の推進		新しい成人歯科健診プログラムの普及	認知症の要介護高齢者への適切な口腔ケアの普及
	障がい者歯科医療協力医制度の充実			
その他のおもな施策	フッ化物歯面塗布	保健教育	禁煙指導・支援	口腔機能向上サービス
	定期的歯科健診・PMTC			

図4　ライフステージと北海道歯科保健医療推進計画における重点施策などの関連

5）フッ化物洗口導入支援策の展開

　前述した計画の施行と同時に「フッ化物洗口普及事業」という市町村での導入を支援する事業を創設しました．道立保健所，道教育局（道教委の出先機関）および郡市歯科医師会などからの働きかけに応じて導入の意思表示をした市町村に対し，道立保健所が教職員や保護者対象の説明会の開催，実技研修の実施，行政，保育所，学校などからの照会への対応，さらには実施初年度に必要な器材などの提供を行うものです．このほかに，関係者が集まる会議や研修などの機会を捉え，フッ化物洗口の必要性を繰り返し発信して道の積極的な推進姿勢が伝わるよう努めました（図5）．併行して，市町村・市町村教育委員会へ道の関係者が直接訪問して個別的な働きかけも行いました．

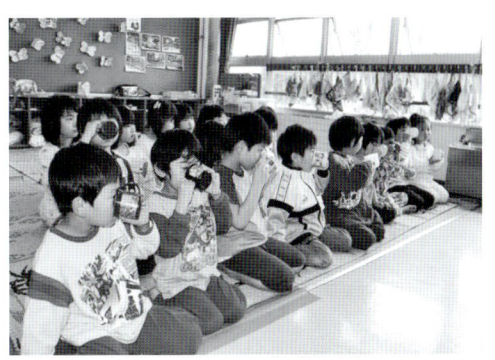

図5　保育所におけるフッ化物洗口

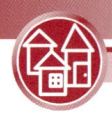

6) フッ化物洗口に対する関係者の認識の変化

　計画当初から順調に普及したわけではなく，停滞した時期もありました．しかし，計画期間の後半からペースがアップし，3年計画の終了時点（2012年度末）には144市町村実施となりました．全市町村（179）実施の目標には届かなかったものの，計画スタート時（28市町村実施）から大きく進展し，さらに2017年度末には**表6**のとおりの実施状況となっています．普及に伴い実施地域周辺へ波及効果が現れ，推進に向けた"空気"が醸成された実感があります．関係者の認識も変化し，フッ化物洗口は「未知のもの」「実施していなくてもよいもの」から「実施しなくてはいけないもの」，また，適切な手続きを経ることにより「導入可能」な施策となったようです．

表6　北海道におけるフッ化物洗口実施状況　　　　　　　　　　　　　　　　　2017年度末

	市町村**		施設・校			人数	
	総数	比較*	総数	（率）	比較*	総数	比較*
保育所・幼稚園	158	+130	606	(40.1%)	+ 456	18,832	+ 12,444
小学校	161	+153	623	(59.2%)	+ 591	78,180	+ 85,647
中学校	62	+ 59	125	(21.0%)	+ 121	8,732	+ 9,391
合計	174***	+146	1,354	(42.8%)	+1,168	105,744	+107,432

　*比較は2009（平成21）年度末の総数との差
　**北海道の全市町村数＝179
　***重複があるため種別の実施市町村数の和は合計と一致しない

6 施策推進のキーポイントは議員と行政の協働

　条例制定後，すみやかにフッ化物洗口普及に向けた施策が推進された理由を考えてみました．

1) 施策推進の原動力1：議員主導の条例提案

　議員が条例制定を主体的にとらえ，活発に活動したことが大きかったと考えます．条例案の作成，会派内の意見調整，行政執行部側への働きかけ，関係団体への説明と協力要請など，たいへん精力的に活動されました．新潟県の前例があったとはいえ，議員としての自覚と責任のもと，自分たちで条例案を作成し，行政執行部や歯科医師会に意見を照会するというパターンで作業が進められました．自ら歯科保健医療やフッ化物利用に関して知識や情報を得たり，フッ化物利用に反対する意見の本質に触れたりしたことで，しだいに理解が深まっていったのではないかと考えています．

2）施策推進の原動力2：条例制定までの活発な議論

　議員提案条例であったことから，議会審議では，答弁も提案議員が担当することになりました．必然的に議員自身が勉強しなければならず，結果として，歯科保健医療に関する理解が深まり，関心も高まっていったのではないかと考えています．また，歯科専門家ではない道行政や道教委の職員も，議場での質疑の応酬に立ち会ったことで歯科保健医療やフッ化物利用について理解がいっそう深まったようです．このような活発な審議経過を経て条例が成立したことが，条例施行後の施策の打ち出しや予算獲得のアドバンテージになったと考えています．

3）施策推進の原動力3：施策立案や予算要求も議員と相談，協議

　条例制定後も，施策立案や財政への予算要求の段階において，条例成立の主力となった議員と適宜相談，協議しながら作業にあたったことが，その後の展開によい影響を及ぼしていると考えます．

　以上，条例案の作成から審議，成立，具体的な施策の立案，実施までの過程をあらためて振り返ってみると，議会が意思決定し，行政がそれを遂行するという単純に割り切った関係ではなく，議会と行政がそれぞれの主体性を尊重しつつうまく連携，役割分担し，時には相互乗り入れもあるなど適度な緊張関係を保ちつつ協働できたことが，フッ化物洗口の普及を支援する施策進展のキーポイントだったと考えています．

7 今後の展望

　道においては，いまだに子どもたちのう蝕が多く，当面はフッ化物洗口の普及が大きな課題ではありますが，条例はそのことだけでなく，道民の健康の増進に寄与するために，生涯を通じた歯・口腔の健康づくりに関する施策を総合的かつ効果的に推進することを求めています．計画においても「食べる楽しみがいつまでも続く生活の実現」を目指す方向としています．

　先のことになると思いますが，フッ化物洗口の普及により新潟県並みに子どもたちのむし歯が抑制できる時代が到来した際には，その状況を追い風にして，8020の達成，ひいては豊かで潤いのある生活の実現に寄与できるような歯科保健医療の体制を構築していくことが行政に身をおく者の使命と考えているところです．

（佐々木　健）

II. 各場面におけるフッ化物局所応用

◆市町村の事例◆

―地域におけるフッ化物応用プログラムの現状と歯科保健専門家の仕事（新潟県阿賀野市笹神地区の例）―

1 フッ化物応用プログラムの発展

わが国においてフッ化物応用に関する認識あるいは実践は，大きく進展しました．特に，地域ベースのフッ化物洗口プログラムが，地域の行政によって推進されるようになってきました．その進展理由の1つとして，「歯科保健条例[*1]」の制定と，そこにおけるフッ化物洗口プログラムの明瞭な位置づけがあげられます．

しかしながら，いまだにそうした動きが乏しい地域も存在しています．また，せっかくの「歯科保健条例」でありながら，フッ化物洗口プログラムの位置づけがあいまいなままの地域もあります．

ここでは，新潟県の阿賀野市笹神地区（旧・笹神村）という1つの地域において，歯科保健専門家がフッ化物応用プログラムの導入に関わる取り組みを通して，地域住民の歯の健康づくりにどのようにかかわってきたか紹介したいと思います．

おそらく，いまだ取り組みに乏しい地域では，そうした過去と同様の課題に直面すると思われるからです．

2 フッ化物応用プログラムを選択するまで

1）県レベルでの取り組み

1981年，新潟県では「新潟県むし歯半減10か年運動（1981〜1990年）」が始まりました．このときから，県行政が主体となってフッ化物局所応用プログラムの普及をはかる，また，県歯科医師会，県教育委員会，県歯科保健協会[*2]および「子どもの歯を守る会」[*3]が県行政の施策をサポートする，という体制ができあがりました．

[*1] 2008年6月，新潟県では「新潟県歯科保健推進条例」が議員提案条例として県議会で可決され，同年7月に公布・施行されました．歯科保健に関する条例制定は全国初です．この条例では，知事および県教育委員会の基本施策の1つとして，市町村におけるフッ化物応用の推進が掲げられています（参照：新潟県条例第32号，新潟県報，号外1，28〜29，2008年7月22日）．

[*2] 1982年，第3セクター方式により歯科保健事業を組織的，効果的に行うことを目的に設立された団体（活動中）．

[*3] 1974年，歯科医師会の全面的支援によってつくられたフッ化物応用の普及を目的とする非行政的団体，2009年解散．

2. 地域の実際

2) 地域レベルでの取り組み

　　フッ化物洗口プログラムのう蝕予防効果については，それまでにも有意義な報告がありましたので，笹神地区においても，この時期における有効な手段として，園や学校を基本としたフッ化物洗口プログラムを採用することが優先課題となりました．

3 地域におけるフッ化物洗口実施への合意形成

1) 実施目前に起こった反対運動

　　1981年春，当時の笹神村議会では，フッ化物洗口プログラムの予算が成立しました．しかし，反対運動が起こったのです．
　　反対のビラが村内に配布され，「フッ素反対の勉強会」が開催されました．新聞やテレビもこうした動きを報道するようになりました．
　　村長へはフッ化物洗口プログラムを導入しないよう「要望書」が出され，村議会へは「反対の請願書」が提出されました．議会の常任委員会に付託され，その結果，フッ化物洗口プログラム導入は，継続審議（保留）となりました．

2) まずは「地域に出る」ことから

　　フッ化物洗口プログラムについては，継続審議「保留」となりましたが，子どもたちのう蝕は，そのまま「保留」とはいきません．何らかの手立てを講じなければならなくなり，とにかく「診療所から地域に出る」ことにしました．

3) フッ化物歯面塗布プログラムからのスタート

　　このとき，フッ化物応用に対する住民の理解と関心を高めるために，地区のすべての保育園（当時5園）でフッ化物歯面塗布プログラムを実施することになりました．乳歯のう蝕予防としては開始時期がやや遅いので，こちらのほうのターゲットは，永久歯の6歳臼歯としました．フッ化物洗口およびフッ化物歯面塗布プログラムは，当時の住民には具体的にどのようなものなのかがほとんど知られていませんでしたから，いわばフッ化物応用のデモンストレーションをかねた事業でした．
　　フッ化物歯面塗布プログラムへの参加率（保育園児の73％）は，反対運動を経験した関係者にとっては，思ったよりも高い数値と受け取られ，その後のフッ化物洗口プログラム導入への自信につながったようです．

II. 各場面におけるフッ化物局所応用

4 フッ化物洗口プログラム実施に向かって再スタート

　住民が，フッ化物歯面塗布プログラムへの参加をとおしてフッ化物応用への理解を深め，その過程で関係者が自信をつけていったことにより，「フッ化物洗口プログラムの導入に再度チャレンジしよう」という機運も高まってきました．地域においてフッ化物応用プログラムが導入されるポイントは，「行政が実施すると決めること」にありますが，このときから行政は，実施に向かって決断し，少しずつ準備を始めました．

5 フッ化物洗口の導入へ

1）無理のないかたちで導入

　まずは，やれるところからやろうということで，1985年，村のすべての保育園（5園）でフッ化物洗口が開始されました．保育園では，フッ化物歯面塗布プログラムが行われていたので，フッ化物洗口プログラムについては，比較的導入が容易でした．
　次に，小・中学校職員対象の説明会が開かれ，まずは中学校（1校）でフッ化物洗口プログラムが開始され，最後に小学校（2校）で導入ということになりました．

2）反対運動の沈静化

　不思議なことに，フッ化物の局所応用が地域で始まると，反対運動は沈静化していきました．反対運動では，「フッ化物応用は危険」という主張が強く出されていましたので，むしろ始まってからこそ反対が大きくなると思っていましたが，そういうことはありませんでした．

3）自由参加

　フッ化物洗口プログラムへの参加は，保護者の希望に基づくものであり，すべての子どもが参加するよう義務づけられているわけではありません．この点をアピールすることによって「強制である」という主張を退けることになりました．ただし，参加率が向上するほど地域全体のう蝕はより大きく抑制されますので，参加を促進するために，フッ化物応用の効果と安全性についての保健教育が必要です．

6 小児永久歯のう蝕有病状況の変化

　2004年，笹神村を含む4つの町村が合併して阿賀野市が誕生しました．このとき，1つの町ではフッ化物洗口プログラムを実施していない園と学校がありましたが，合併を契機に，有効な保健施策への住民の参加を平等にするという合意のもと，新しい市のすべての園と学校にフッ化物洗口プログラムを導入することが決まりました．

　25年前からフッ化物洗口プログラムを導入していた笹神地区では，1991年にWHOの2000年までの目標（12歳児の平均DMFT 3以下）を達成しました．また，1992年および1994年以降，新潟県の目標（同じく2.5以下）を達成，さらに「健康日本21」の目標であるDMFT 1以下を達成しました（図1）．

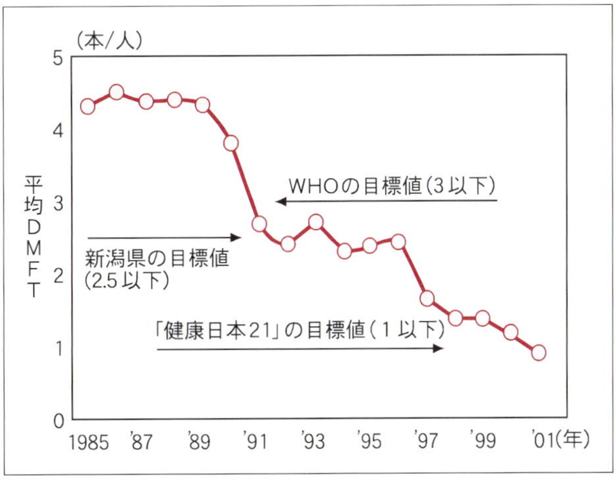

図1　フッ化物洗口による12歳児う蝕有病状況の変化

7 生涯にわたる歯の健康づくりへ

　日本の子どものう蝕は減少しているようです．こういう時代に，フッ化物応用を含めてう蝕予防は，もはや必要ないのではないか，という意見もあるかもしれません．

　しかしながら，う蝕予防の目標は，すべての人々がう蝕のない健康な天然の歯をもつことであり，単なる「減少」にとどまりません．

　フッ化物洗口プログラムの導入によって地域の子どもたちのう蝕は大きく減少しました．しかし，わが国における「成功」は，まだ一部の子どもに限られており，成人および高齢者には，公衆衛生的なう蝕予防が提供されていません．

　一般の人々にとって，フッ化物配合歯磨剤やフッ化物歯面塗布は，より親しいもの

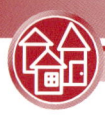

II. 各場面におけるフッ化物局所応用

として認識されるようになってきましたが，集団的なフッ化物応用，特に地域ベースのフッ化物洗口プログラム，あるいは水道水フロリデーションについては，まだそれほど知られているとはいえません．

したがって，地域の歯科保健専門家には，まだフッ化物応用プログラムに関する健康教育とプロモーションを実践していくという仕事があるということになります．

もちろん，地域ではさまざまな職種の人々が働いていますので，歯科保健専門家，特に歯科医師のみが動いても，必ずしもうまく事を運べるとはかぎりません．

しかし，歯科保健専門家，特に歯科医師が動かなければ，その他の人々も動くわけがないと考えるべきではないでしょうか．

もし，地域でフッ化物の全身応用によるう蝕予防を展開しようとしたときには，かつての局所応用導入のときと同様の課題に出会うことでしょう．

これに対して，う蝕がない歯の美しさや価値を実感している地域の歯科保健専門家は，フッ化物応用への反対運動が出てきても，くじけることなくフッ化物応用プログラムのプロモーションを行い続けます．限定された動きであっても，こうした地域の歯科保健専門家の不屈の努力が，さらに大きな成果へとつながることを期待したいと思います．

（西田康文）

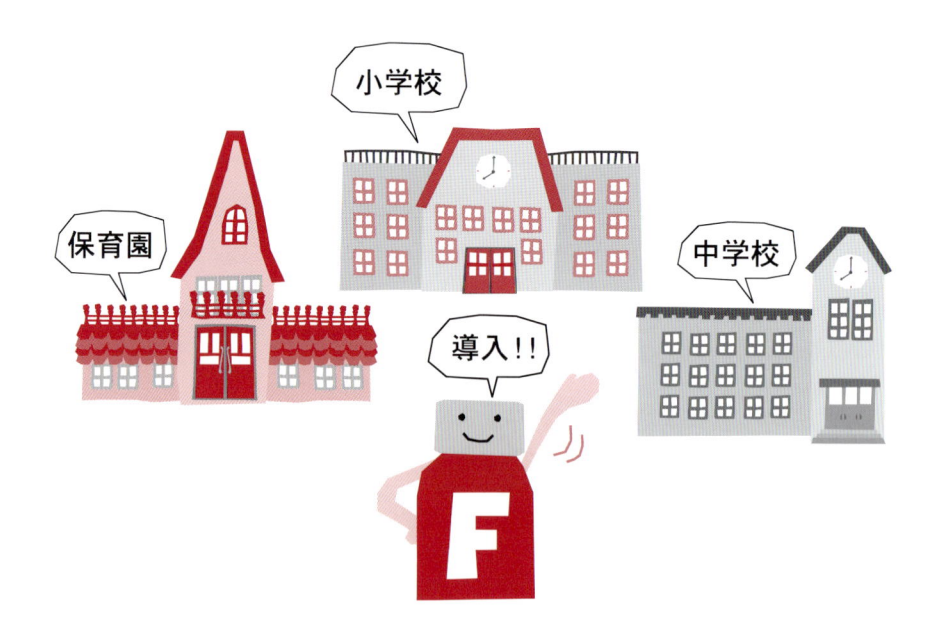

Ⅲ. フッ化物応用
―すすめるポイント，答えるポイント

1. フッ化物応用―Q＆A―

2. フッ化物とは

3. フッ化物応用とその働き

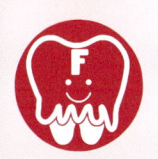

4. う蝕予防とフッ化物応用の歴史

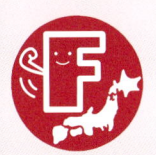

5. 日本のフッ化物応用

資料3：数字でみるフッ化物

　「フッ化物応用をしたいけれど，フッ化物についてうまく説明できない」，「質問が出たときにちょっと……」という方のために，この章では上記のような項目でポイントを整理しました．

　患者さんからの質問に自信をもって答えていただくために，また，スタッフ間で知識を深め，共通認識をもっていただくために，この章を役立ててください．

　専門家として，正しい情報を提供し，より多くの人たちにフッ化物を広めていただければと思います．

III. フッ化物応用 ―すすめるポイント，答えるポイント―

1. フッ化物応用 ─Q&A─

> **Q1　フッ化物とは，どのような物質ですか？**

　フッ化物は化学的に合成されたものではなく，自然界に広く分布している元素の1つです．地中にも海水にも含まれている自然環境物質で，土壌1kg中に約280 mgF（280 ppmF），海水1ℓ中に約1.3 mgF（1.3 ppmF）含まれています．したがって，地球上のすべての動物，植物にも含まれており，私たちが毎日飲む水や食べる海産物，肉，野菜，果物，お茶などほとんどの食品に微量ながら含まれています．もちろんこれらを飲食するみなさんの歯や骨，あるいは血液中などにもフッ化物は存在しています．

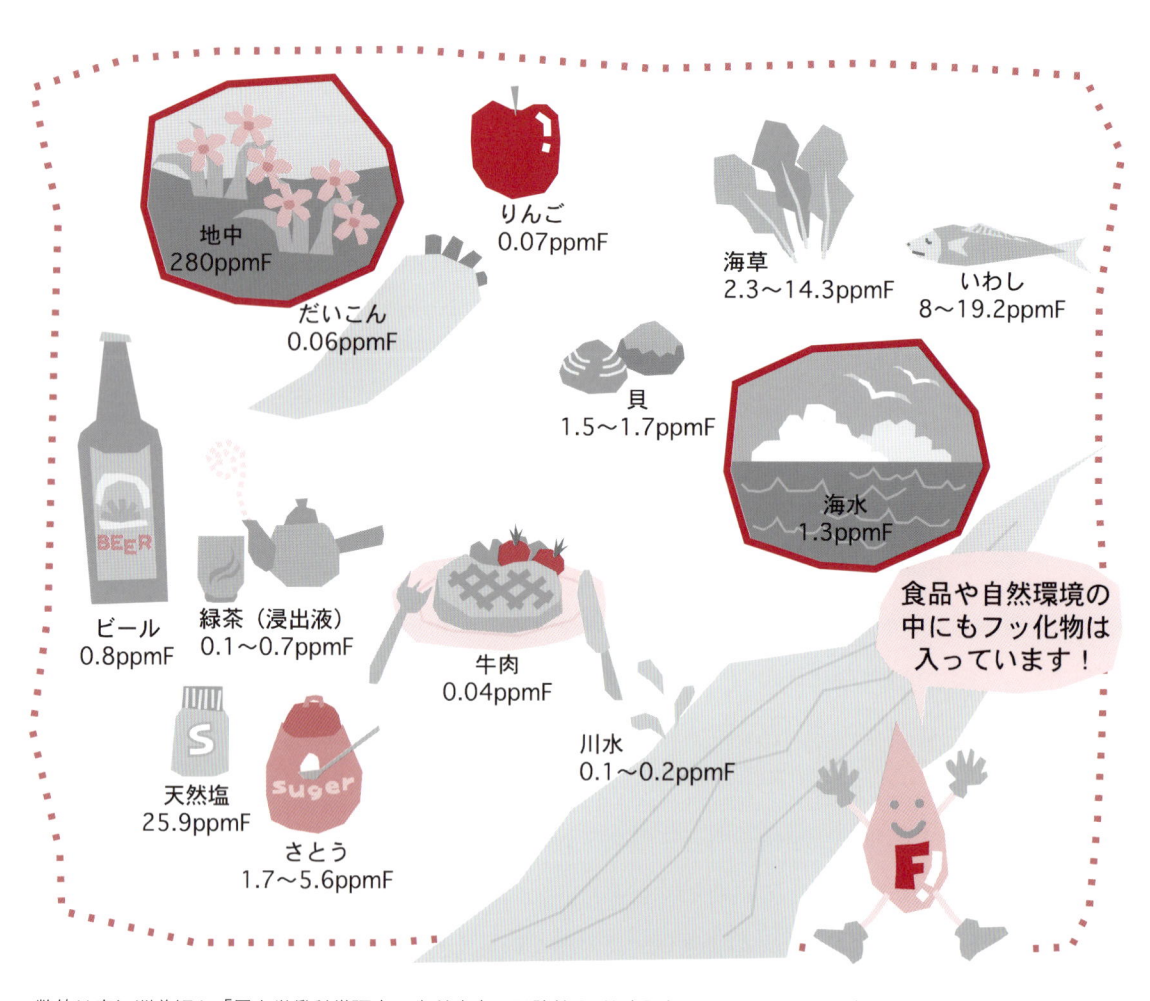

地中 280ppmF
りんご 0.07ppmF
だいこん 0.06ppmF
海草 2.3〜14.3ppmF
いわし 8〜19.2ppmF
貝 1.5〜1.7ppmF
海水 1.3ppmF
ビール 0.8ppmF
緑茶（浸出液）0.1〜0.7ppmF
牛肉 0.04ppmF
天然塩 25.9ppmF
さとう 1.7〜5.6ppmF
川水 0.1〜0.2ppmF

食品や自然環境の中にもフッ化物は入っています！

数値は高江洲義矩ら「厚生労働科学研究　歯科疾患の予防技術・治療評価に関するフッ化物応用の総合的研究」（平成15年4月）ほかの報告を参考にした

1. フッ化物応用—Q & A—

Q2 フッ化物には，なぜむし歯予防効果があるのですか？

　フッ化物には，① 歯を強くする（耐酸性増強），② 初期のむし歯を修復する（再石灰化促進），③ むし歯原因菌の酸産生を抑制するという，3つのむし歯予防作用があります．

① エナメル質のハイドロキシアパタイトの結晶がフッ化物に触れ，耐酸性のあるフルオロアパタイトの結晶に置き換わることによって歯質が強化されます．

② エナメル質が脱灰して生じた初期のむし歯は，唾液に含まれるリン酸カルシウムが再度エナメル質に取り込まれることで修復（再石灰化作用）されますが，フッ化物にはこの作用を促進する働きがあります．

③ むし歯の原因となる酸が産生されるのをフッ化物が抑えてくれます．

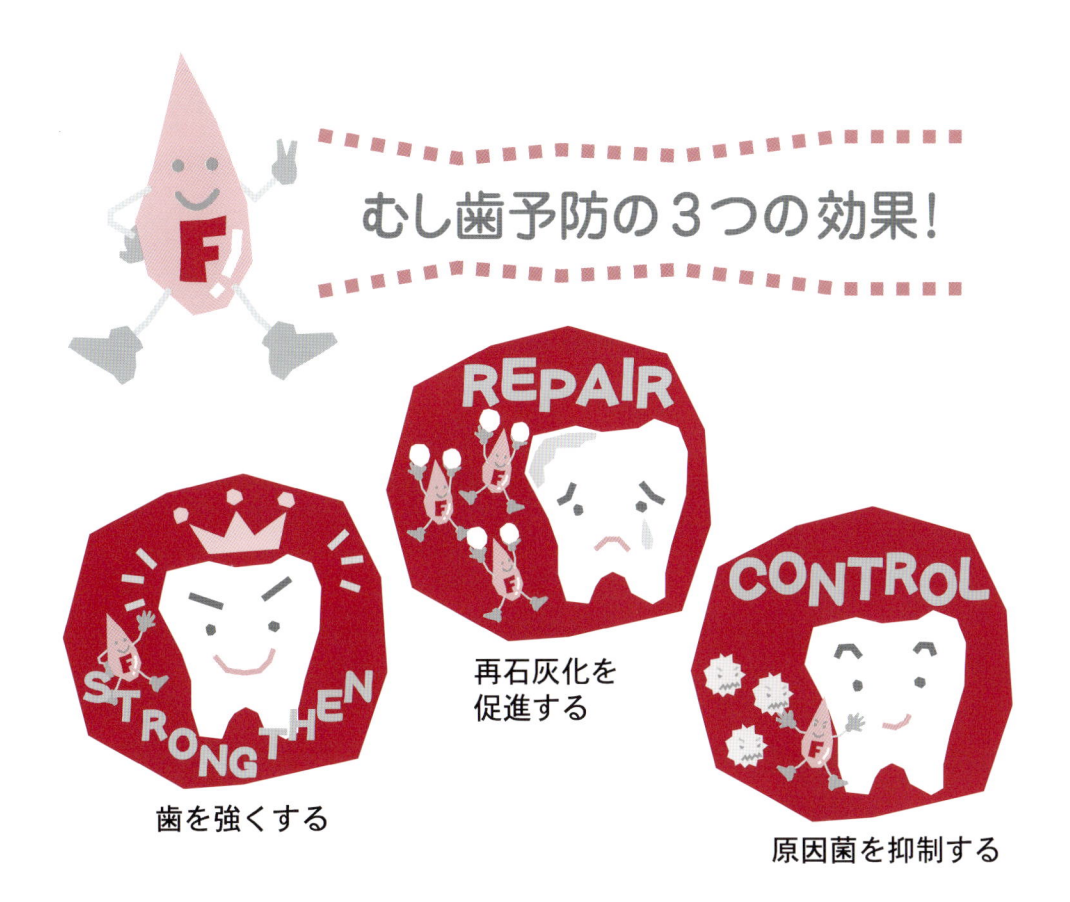

むし歯予防の3つの効果！

歯を強くする

再石灰化を促進する

原因菌を抑制する

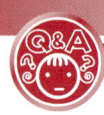

Q3 家庭でフッ化物によるむし歯予防を行うには，どうすればよいですか？

フッ化物配合歯磨剤を使う方法と，フッ化物の入った洗口液でうがいをする方法があります．

フッ化物配合歯磨剤は多くの種類が市販され，スーパーや薬局のほか，一部の歯科医院でも手に入れることができます．フッ化物洗口液は薬局でも手に入りますが，歯科医院で指導を受けることが必要です．

乳幼児で歯磨剤が使えない場合やうがいができない場合にも，低濃度のフッ化物溶液で歯を磨いたり，歯に吹きかけるタイプのフッ化物スプレーを利用する方法があります．さらに積極的なフッ化物応用として，歯科医院で定期的にフッ化物歯面塗布を受ける方法があります．

Q4 フッ化物応用の方法によりむし歯予防の効果が異なりますか？

フッ化物の種類や使い方によって，むし歯予防効果は違います．早く始めて長く続けるほど，大きな効果が期待できます．

永久歯のむし歯予防効果は，次のとおりです．

フッ化物洗口：50〜80％

フッ化物歯面塗布：30〜40％

フッ化物配合歯磨剤：20〜30％

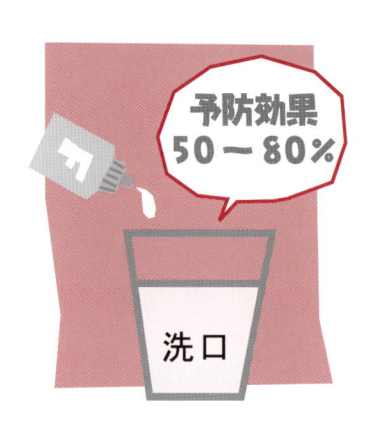

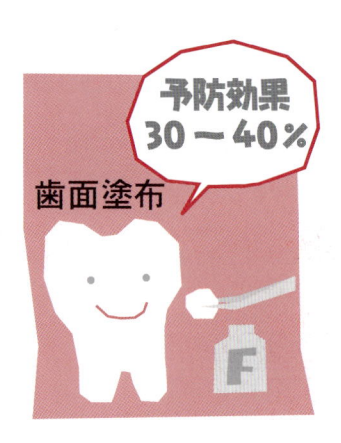

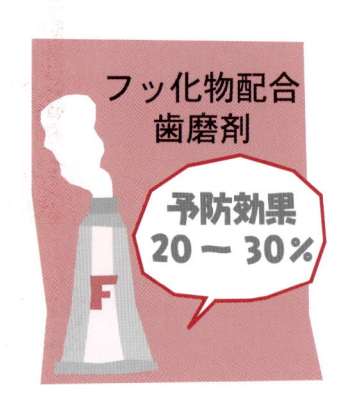

Q5 フッ化物応用の方法はいくつかありますが,その基本的な違いは何ですか?

　日本で応用されている方法には,フッ化物を歯面に塗布する方法,フッ化物の入った洗口液でうがいをする方法,フッ化物配合歯磨剤を使う方法,また,低年齢児用のフッ化物スプレーなどを応用する方法があります.これらの方法の基本的な違いは,使用するフッ化物の濃度の違いです.なお,適用する子どもが吐き出しやうがいができるかどうかで選択する必要があります.

　　歯面塗布に使われるフッ化物濃度:9,000 ppmF
　　洗口液に使われるフッ化物濃度:225 ppmF（250 ppmF）,または 450 ppmF
　　歯磨剤に含まれるフッ化物濃度:約 1,450 ppmF
　　フッ化物スプレーのフッ化物濃度:100 ppmF

　なお,水道水のフッ化物をコントロールする場合は,約 1 ppmF に調整されています.このように数値に 1～9,000 ppmF まで,大きな幅がありますが,ここであげた数字はいずれも濃度を表しています.実際のフッ化物量は,使用する溶液量と濃度を掛け合わせることによって算出されます.1 ppmF の水道水を直接,あるいは料理などに使って1日2 l 利用すると,2 l×1 ppmF＝2 mgF フッ化物量となります.一方,歯磨剤を 0.5 g 使うと,0.5 g×1,450 ppmF≒0.73 mgF フッ化物量となります.

Q6 フッ化物応用は,いつ始めて,いつまで続ければよいのでしょうか?

　全年齢を通じて応用することが理想的です.
　フッ化物のむし歯予防効果は,萌出まもない歯にもっとも大きく現れるので,乳歯に対しては生後6カ月～3歳半ごろまで,永久歯（智歯を除く）には4歳ごろ～15歳ごろまで,つまり,生後まもない時期から中学校卒業まで歯質を強化する効果が期待できます.また,成人の歯根面にできるむし歯にも予防効果があります.
　したがって,フッ化物応用は一生続けることが望ましいでしょう.

Q7 フッ化物応用をいくつか併用してもかまわないでしょうか?

　日本で現在利用されているフッ化物局所応用はすべて併用してもかまいません.
　フッ化物洗口は,それだけを低年齢から長期間継続して実施することで高いむし歯予防効果が得られますが,フッ化物歯面塗布やフッ化物配合歯磨剤など,ほかのフッ化物と併用することによってさらに効果を増大させることができます.併用しても,フッ化物摂取量が過剰になる心配はなく,安全性に問題はありません.
　ただし,吐き出しができない場合には p.39 をご覧ください.

Q8　むし歯を予防するのに，歯磨きだけでは不十分ですか？

　歯磨きだけでは効果が期待できません．
　むし歯予防は，① フッ化物を上手に利用すること，② 上手な間食のとり方，③ 歯磨きやフロス（糸ようじなど）を上手に使用すること，の 3 つが基本です（「はじめに」参照）．しかし，歯磨きだけでは，むし歯になりやすいところに歯ブラシが届かないなどの理由で，十分な予防効果は期待できません．また，甘いものをダラダラと食べたり，歯磨きをしなかったりでは，いくらフッ化物を応用していてもむし歯ができることはあります．

Q9　フッ化物は初期のむし歯を治す効果があると聞きましたが，本当ですか？

　歯の表面がわずかに脱灰して白濁した状態の初期のむし歯であれば，唾液などの働きによる再石灰化により回復が可能です．フッ化物は，この再石灰化を促進する，すなわち，初期のむし歯を治すことを助けてくれる効果があります．

Q10　かぜをひいて熱があるときに，フッ化物歯面塗布やフッ化物洗口を行ってもよいですか？

　日頃から私たちはフッ化物を摂取しているので，通常の生活を送れるかぎり問題はありません．フッ化物は自然環境物質であり，私たちは日常生活のなかで飲食物とともに常にフッ化物を摂取しています．日頃，飲食物から摂取するフッ化物量は約 1 mgF で，フッ化物歯面塗布についても口腔内残留量は 1〜2 mgF で，急性中毒量（体重 1 kg あたり 2 mgF とされているので，体重 15 kg の子どもの場合 30 mgF）に遠く及ばず，全く問題はありません．

Q11　フッ化物を塗ると，歯が黒くなりませんか？

　むし歯予防のために使われるフッ化物によって，歯が黒くなることはありません．歯科医院で乳歯のむし歯の進行を遅らせるためにフッ化ジアンミン銀（サホライド®）という薬を塗ることがありますが，これを塗るとむし歯になっているところが黒くなります．しかし，むし歯予防のために使うフッ化物は，このサホライド®とは種類も作用機序も違うので，歯の色が変わることはありません．

1. フッ化物応用―Q & A―

> **Q 12** 永久歯が生えそろう（15歳ぐらい）までフッ化物を使って，それ以降フッ化物を使用しなくなったら，急にむし歯が増える，ということはありませんか？

　中止してからの生活環境などの条件にもよりますが，もっとも効果的な15歳ぐらいまでフッ化物を使っていると，たとえその後，使用を中止しても，フッ化物によるむし歯予防効果は，成人になっても持続します．

　一例を示すと，30歳代の母親を対象とした歯科検診で，保育園・幼稚園，小中学校でフッ化物洗口を経験した人の平均DMFTは3.9で，未経験者の約1/3でした（p. 27参照）．

> **Q 13** フッ化物配合歯磨剤で歯磨きをした後，すぐうがいをしてもフッ化物の予防効果はあるのでしょうか？

　歯磨き後のうがいは，歯の表面に付着したフッ化物が流失しすぎないようにするため，1～2回程度にとどめたほうがよいでしょう．

> **Q 14** フッ化物歯面塗布は何カ月ごとに行ったらよいですか？

　3～4カ月に1回，塗布することが原則です．ただし，「フッ化物を塗るだけでむし歯ができない」わけではありません．日常の歯磨きやフロス（糸ようじなど）が正しくできていなかったり，おやつの食べ方によっては，フッ化物を歯面塗布してもむし歯ができることがあります．フッ化物を塗ったからといって，安心は禁物です．

> **Q 15** フッ化物を応用したむし歯予防は，大人にも効果がありますか？

　大人もフッ化物配合歯磨剤を使ったり，フッ化物洗口を行うことは意義があります．フッ化物のむし歯予防効果は，萌出まもない歯にもっとも大きく現れますが，成人を対象としたフッ化物洗口の研究で，奥歯の隣接面の新生むし歯が約半分に抑えられたとの報告があります．また，歯周病の進行や歯肉の退縮によって歯根面が露出し，むし歯ができやすくなっている大人の歯には，フッ化物の予防効果が期待できます．

Ⅲ．フッ化物応用―すすめるポイント，答えるポイント―

Q16　フッ化物配合歯磨剤を使うときは，どのくらいの量が適切ですか？

　年齢にふさわしいサイズの歯ブラシを選び，歯ブラシの植毛部の約半分に歯磨剤をつけると適量になります（p.34参照）．
　また，歯磨剤が口腔内にまんべんなくいきわたるようにするため，歯ブラシの毛に歯磨剤を押し込んでから口の中にもっていくとよいでしょう．

Q17　フッ化物洗口液を家庭でつくって保管するときに，注意すべきことは何ですか？

　フッ化物洗口液をつくるときは，井戸水やミネラルウォーターではなく水道水を使いましょう．つくった溶液は子どもの手の届かないところに置くこと，夏は冷蔵庫で保管することをおすすめします．

Q18　フッ化物によるむし歯予防のほかにも，効果的なむし歯予防の方法がありますか？

　奥歯の嚙み合わせにある溝は，むし歯ができやすい部分の1つです．その溝をシーラントというプラスティックでふさぐ（シール）方法があります．フッ化物とシーラントを組み合わせることにより，さらにむし歯予防の効果を高めることができます．

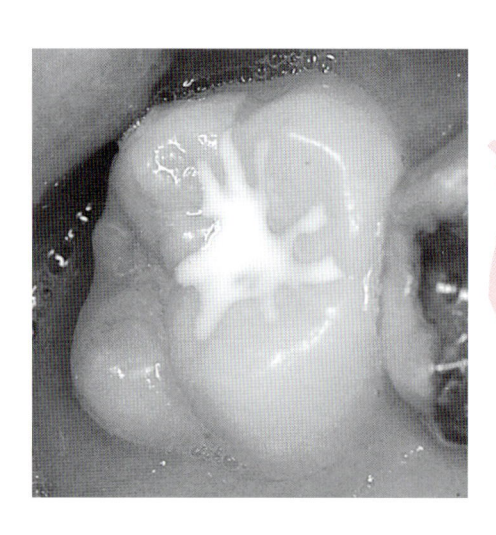

フッ化物とシーラントでさらに予防効果アップ！

Q 19 フッ化物洗口やフッ化物配合歯磨剤を毎日使っていると，斑状歯（歯のフッ素症）になりませんか？

　フッ化物洗口やフッ化物配合歯磨剤の利用などのように，フッ化物を局所的に応用する方法では，歯のフッ素症になることはありません．フッ化物による歯の白濁（斑状模様）は，正式には歯のフッ素症とよばれ，歯が顎の中でつくられている時期に，フッ化物を過量に含んだ水を長期にわたって飲み続けた場合にできることがあります．

　なお，歯の白濁模様はフッ化物以外の原因でも生じます．これらと間違われることも多いようです．

Q 20 フッ化物配合歯磨剤は，何歳ごろから使い始めるのがよいですか？

　一定時間うがいができるようになってから使うようにしましょう．歯磨剤を使って磨いた後に，一定時間うがいができるかどうかが一応の目安です．就学前の子どもの場合は，歯磨剤を飲み込んだりしないよう，親が注意してあげてください．

Q 21 フッ化物洗口液とデンタルリンスの違いは？

　デンタルリンス，洗口剤，洗口液，水歯磨き剤などとよばれるものは，液体歯磨剤に分類されるもので，その有効成分（薬効成分）はおもに殺菌剤です．これら日本で販売されている洗口用液剤にはフッ化物は配合されていません．

　これに対しフッ化物洗口液は，フッ化物による歯質強化をおもな目的としてつくられたもので，殺菌剤などは含まれていません．

Q 22 フッ化物配合歯磨剤の見分け方は？
　　　また，歯磨剤にはどのようなフッ化物が使われていますか？

　フッ化物配合歯磨剤には，成分表示の欄に「フッ化ナトリウム」「モノフルオロリン酸ナトリウム」「フッ化第一スズ」などと，使われているフッ化物の種類が表示してあります．なかには「フッ化物配合」と表示してあるものもあります．また，ほとんどの子ども用歯磨剤には，フッ化物が入っています．

　外箱の成分表示を確認して購入しましょう．

Ⅲ.フッ化物応用―すすめるポイント,答えるポイント―

Q 23　フッ化物は知覚過敏に効果があるって本当ですか？

　歯科医院で知覚過敏の治療に使う薬品の中に,フッ化物を含むものがあります.効果はほかの知覚過敏の薬と同じく,症例によると思われます.

Q 24　フッ化物洗口のとき,液を飲み込んでしまっても大丈夫ですか？

　フッ化物洗口液は,1回分の全量を飲み込んでも安全な量に処方されているので大丈夫です.仮に,フッ化物濃度900 ppmFの洗口液(週1回法に使う濃度)10 mlを誤って飲み込んだとすると,9 mgFのフッ化物を体内に摂取したことになります.軽度な中毒による不快症状が発現するフッ化物量は体重1 kgあたり2 mgFとされているので,体重15 kgの子どもの急性中毒量は30 mgFとなり,1回分の量を誤って飲み込んでも問題はありません.最終的には,一部は骨や歯に,他は尿中に排泄されます.

Q 25　フッ化物洗口液の使用期限はどのくらいですか？

　水に溶かしたフッ化ナトリウム(フッ化物洗口液)は安定しており,変化しません.ただし,フッ化物を溶かす水の変質に対する注意が必要です.水質によっては煮沸した水道水を使って液をつくったり,冷蔵庫に保管するとよいでしょう.

Q 26　フッ化物洗口をしていてもむし歯になるのはなぜですか？

　Q 8(p. 88)でも述べたとおり,むし歯予防は,
① フッ化物を上手に応用すること.
② 上手な間食のとり方.
③ 歯磨きやフロス(糸ようじなど)をすること.
の3つが基本です.フッ化物洗口をしていても,ほかの2つが守られていなければ,むし歯ができることもあります.

（森下真行）

1.フッ化物応用—Q & A—

Q 27 WHOが「フッ化物洗口は6歳未満児には禁忌」といっていると聞きましたが本当ですか？

　日本で6歳未満児がフッ化物洗口を行うことについては問題がありません．厚生労働省は「フッ化物洗口ガイドライン」において，さまざまな研究成果を評価し，日本における未就学児を含めた4～14歳までのフッ化物洗口を推奨[1]しています．

　WHOは，1994年発行の『Fluoride and Oral Health』のなかで，「6歳未満児の子どもたちの身体に取り込まれるフッ化物の総量によっては，歯のフッ素症を増加させるかもしれない」との理由から6歳未満児のフッ化物洗口は推奨されないという表現（本文中にはnot recommended：推奨されない，まとめではcontraindicate：禁忌）をしています[2,3]．しかし，その一方で，WHOのホームページ[4]には，日本の4，5歳児のフッ化物洗口実施風景写真が掲載され，普及の歴史や効果などが全世界に発信されています．

　日本では，1970年代よりフッ化物洗口プログラムが開始され[4]，4歳からの実施で大きな効果があることが明らかにされています（p.26 図13参照）[5]．上記WHOの見解が出された後，それが日本の状況に見合うものかどうか，国内での状況に関する調査が収集され検討されています[5〜7]．

　日本口腔衛生学会は，
① 日本ではフロリデーションが未実施であり，ほかのフッ化物全身応用も行われていないため，6歳未満の子どもたちが，ほかの国と比較してフッ化物を身体に取り込む機会は少なく，その総量が歯のフッ素症を発現させることは考えにくい．
② 水で練習をした4，5歳の子どものフッ化物洗口によるフッ化物の取り込み量は，歯のフッ素症の発現にはつながらない量である．
③ 4歳から継続してフッ化物洗口を続けることによるむし歯予防効果が高いこと．
などの国内の研究結果をふまえ，就学前児から小・中学生までの一貫したフッ化物洗口を推奨するとの見解を出しています．

　また，厚生労働省もさまざまな研究成果を評価し，4～14歳までのフッ化物洗口を推奨[7]するに至っています．

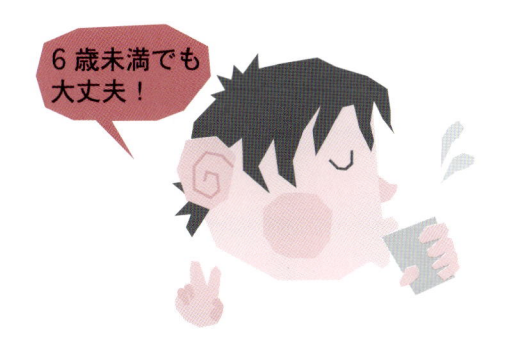

III. フッ化物応用—すすめるポイント，答えるポイント—

Q 28　昔と比べてむし歯が減ってきたのでフッ化物を使わなくてよいとの意見がありますが，どうなのでしょうか？

　むし歯のさらなる減少，また健康格差の是正のために，むし歯予防法として確かな証拠がそろっているフッ化物応用の普及が必要です．

　現在，わが国の12歳児の平均DMFTは1.54本（2008年）[8]で，もっともむし歯の多かった1984年の4.75本と比べると減少してきてはいますが，「健康日本21」で目標に掲げた12歳児の一人あたりむし歯数1.0本[9]は達成されていません．世界の先進国のなかでも日本はむし歯が多い国に位置づけられています[10]．

　また近年，むし歯は社会的な病気であることが明らかになっています[11]．経済的な理由でフッ化物歯面塗布が受けられない人やフッ化物配合歯磨剤が買えない人，歯科保健知識の不十分な人などに多くのむし歯があることが明らかになり，健康格差の１つとして問題になってきました．

　米国の予防サービス専門調査班は，世界中で行われてきた各種むし歯予防法を研究のエビデンス（証拠）をもとに整理し，フッ化物の全身的，局所的応用法のいずれもが，むし歯を予防する確かな根拠がそろっている（証拠の質Ⅰ）として強く推奨（ランクA）しています（p.ⅴ 表1参照）[12]．「すべての人が平等に健全な歯をもつ」という本来の姿を実現させるために，各種フッ化物局所応用のさらなる普及，フロリデーションなどの全身応用法の実施が望まれています．

Q 29　小学校などで集団でフッ化物洗口をすると廃液で環境汚染になりませんか？

　フッ化物洗口の廃液による環境汚染の心配はなく，水質汚濁法の基準を十分満たしています．

　河川水や海水など，地球上の水の中にはもともとフッ化物が含まれており，その量は膨大です．日本でもっとも水量の多い信濃川は年間 $15,900 \times 10^6 m^3$ の水が流れています[13]．河川水のフッ化物濃度 0.1〜0.2 ppmF で計算すると，自然の状態で毎日 4.4〜8.8 トンのフッ化物が海へ流れていることになります．信濃川の流れる長野県，新潟県のフッ化物洗口人数は 115,112 名です[14]．彼らが行った毎日法のフッ化物洗口（225 ppmF）の廃液がすべて信濃川に流されたと仮定しても，そのフッ化物量は１日 260 g です．実際にフッ化物洗口後に計測された総排水口のフッ化物濃度は 0.2 ppmF 以下であり，水質汚濁法における下水の排水基準 8.0 ppmF，海水に流す場合の基準 15.0 ppmF よりもはるかに低い濃度でした[15]．

（古川清香）

III. フッ化物応用―すすめるポイント，答えるポイント―
2. フッ化物とは

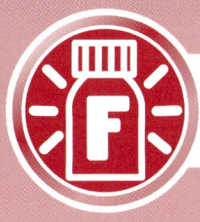

1 フッ素とフッ化物

　フッ素（F）は天然に存在する元素の1つで，原子番号9，分子量は19です．周期表のなかでハロゲン族に分類され，塩素（Cl），臭素（Br），ヨウ素（I），アスタチン（At）が仲間の元素です（表1）．フッ素はたいへん反応性が強い元素で，自然界では単一の元素として存在することはありません．

表1　フッ素

元素記号	F
原子番号	9
原子量	19
周期表	ハロゲン族（フッ素 F，塩素 Cl，臭素 Br，ヨウ素 I，アスタチン At）

　水に溶けてフッ素元素の陰イオン（F⁻）の状態にあるものをフッ化物イオン，またはフッ化物といいます．厳密には，水に溶けてフッ化物イオンが生ずる無機化合物をフッ化物とよびます．

　フッ素はすべての元素のなかでもっとも陰性度が強く，ほかの元素と結合しやすい性質を持っています．土壌や地殻中では，多くがカルシウムやアルミニウムと結合して安定した状態（岩石）になっています．

　う蝕予防によく用いられるフッ化ナトリウム（NaF）もフッ化物です．水の中で薄い濃度で溶解している状態では，フッ化物イオンとして存在しています．1ppmF 程度では完全に溶解し，天然水に含まれるカルシウムなどの，ほかのイオン物質とも結合せずに，全く安定したものとなっています．

　なお，自動車の車体表面処理や，こげつかないフライパン処理として知られているフッ素樹脂加工（テフロン®加工）とは，フッ素と炭素を結合させた化合物のポリテトラフルオロエチレンを貼りつける処理です．このフッ素樹脂はフッ素と炭素が強固に結合しているため，高熱にも化学的反応にもきわめて強く，汚れやこげつきができない点が重宝されているものです．フッ素樹脂の場合，フッ素が陰イオンの状態になることはなく，フッ素化合物（有機化合物）として分類され，う蝕予防のフッ化物とは全く異なるものです．

III. フッ化物応用—すすめるポイント，答えるポイント—

2 自然環境物質としてのフッ化物

1）自然界に存在するフッ化物

　フッ化物は自然界に広く分布する天然の環境物質です．約90種の天然元素中，地殻におけるフッ化物含有率は13番めに多く，約650 ppmF（0.065％）です．また，気圏，水圏，地殻を含めたクラーク数は17番めで，約300 ppmFです．

　太古の時代より，生物やヒトの進化はこのようなフッ化物の環境のなかで行われてきたといえます．フッ化物は根源的にマグマに由来し，火山活動により蛍石［CaF_2］，氷晶石［Na_3AlF_6］，リン灰石［$Ca_5(F, OH, Cl)(PO_4)_3$］などとして産出されています（**図1**）．

　また，海水中には約1.3 ppmF（太平洋：1.2 ppmF，大西洋：1.4 ppmF）のフッ化物が含まれており，含有率は14番めです．一般に河川水のフッ化物濃度は低く，0.1 ppmF以下ですが，地下水では地質の関係で比較的濃度が高い地区があり，ヒト

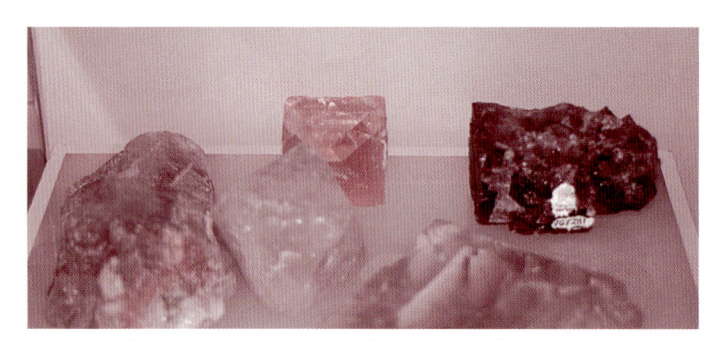

図1　自然界におけるフッ化物の例（蛍石 CaF_2）

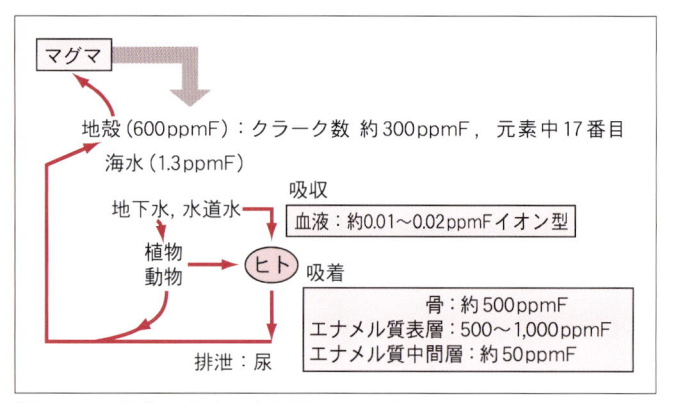

図2　フッ化物の由来と自然界でのサイクル

にとっての適正濃度 0.5～1 ppmF を超える場合もあります．そして，フッ化物は地殻，海，動物・植物とヒトを含む自然界を巡っています（図2）．

2）あらゆる食品に含まれているフッ化物

われわれが日常摂取している飲食物にも，濃度はいろいろですが必ずフッ化物は含まれています．フッ化物濃度の比較的高いものの例としては，緑茶や紅茶（約 0.5～1 ppmF），海草（2.3～14.3 ppmF），小骨ごと食べる魚（8～19.2 ppmF）などがあります．したがって，動物もヒトも毎日フッ化物を摂取しており，その摂取量はヒトの健康に密接な関係があります．

3）フッ化物は国際機関が認める栄養素

20世紀の初頭における斑状歯（後に"歯のフッ素症"）の発見以来，今日まで数限りない医学，歯学研究が繰り返され，「飲料水中のフッ化物濃度が約 1 ppmF の場合，う蝕が少ない」という利益が確認され，問題となる斑状歯が発生することはなく，全身の健康障害となる証拠はいっさい認められていません．そして，WHO（世界保健機関），FAO（世界食糧農業機関）はフッ素をヒトにとっての必須元素と考えています（1974）．また，米国公衆衛生局（USPHS）はフッ素を有益元素と表現しています（1991）．すべての栄養素がそうであるように，多すぎても少なすぎても健康にはマイナスとなります．フッ化物の場合も適量を確保することが，歯科保健上重要なポイントとなります（図3）．

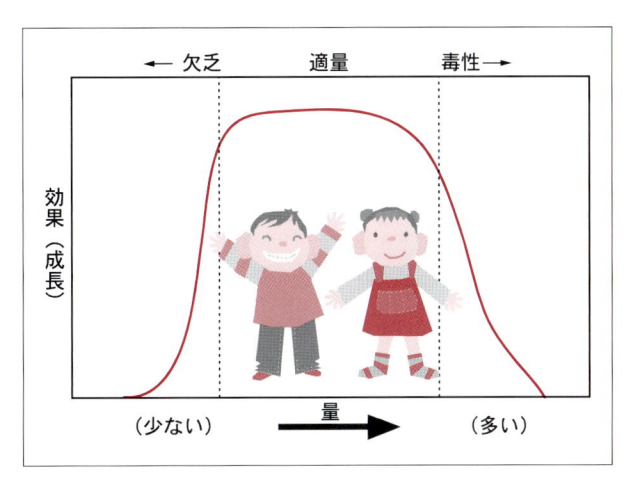

図3 栄養素（または微量元素）の量と生体への影響

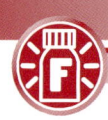

III. フッ化物応用—すすめるポイント，答えるポイント—

3 フッ化物の代謝と生理

1）身体に取り入れられたフッ化物とその排泄

　飲食物として摂取されたフッ化物は胃腸管からすみやかに吸収されます．吸収率は胃の状態，飲食物の形状と構成成分によって異なりますが，空腹時に水に溶けたかたちで摂取した場合にもっとも吸収率が高く，ほぼ100％が吸収されます．

　一方，通常の食物の場合，フッ化物の吸収率は低く，特に，カルシウム，マグネシウムなどを多く含む食物ではもっとも吸収率が低くなります．たとえば骨性食品（bone meal）では50〜60％の吸収率となります．特別な環境を除けば，食品からフッ化物を摂取できる量は少なく，飲料水からのフッ化物摂取が健康上の実質的な意味をもっています．なお，吸収されなかったフッ化物は糞便として排泄されます．

　吸収されたフッ化物は血中へと入っていきます．フッ化物摂取後約10分で血中濃度は上昇し始め，30〜60分後に最高値を示しますが，11〜15時間後にはもとのレベルに戻っています．ヒトの血漿中総フッ化物は約0.08 ppmFで，そのうち半分以上はアルブミンと結合しており，生体に実質的な影響をもつ遊離型は約0.02（0.01〜0.04）ppmFと報告されています．

　吸収されたフッ化物は，おもに尿として，また一部は汗として排泄されます．摂取量と排泄量との差は骨や歯に蓄積します．しかし，いったん骨格中に沈着したフッ化物も固定されたものでなく，飲料水のフッ化物濃度が低下すると再び血中へと移動していきます（図4）．

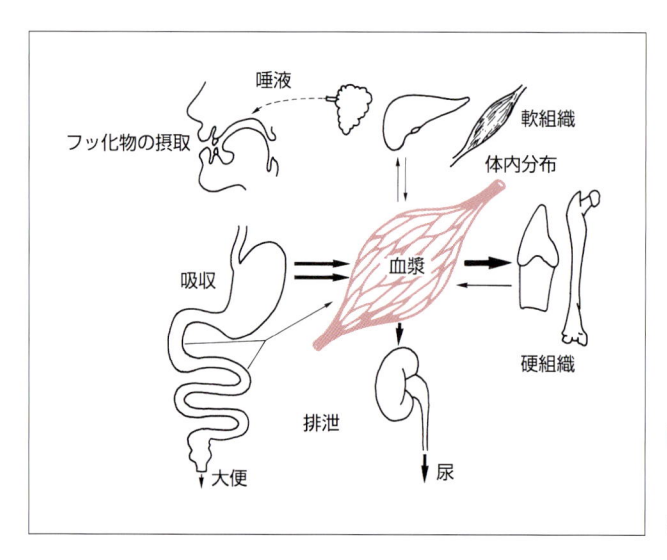

図4　フッ化物の摂取，吸収，分布，排泄
（Ekstrandほか，1988[1]を一部改変）

2) 身体の中のフッ化物

　骨中のフッ化物濃度は，利用する水道水のフッ化物濃度や年齢などで異なります．低フッ化物濃度地区の場合，10〜20歳で約200 ppmFから，高齢者では1,000〜1,500 ppmFです．また適正濃度に相当する0.8 ppmF地区では，高齢者で約2,500 ppmFであったと報告されています[2]．

　また，歯のフッ化物濃度は，低フッ化物地区居住者で，エナメル質表層のフッ化物濃度が500〜1,000 ppmF，エナメル質中間層では約50 ppmFとなっています．象牙質は歯髄側で高く，約1,000 ppmF，象牙質中間層は約100 ppmFです．なお，高フッ化物地区居住者では，それぞれこれらの約2倍のフッ化物濃度を示します（図5）．

　一方，フッ化物は軟組織には蓄積せず，飲料水フッ化物濃度が異なる地区の比較でもヒト軟組織中のフッ化物濃度の差はみられません．母乳はほぼ血漿と同じフッ化物濃度です．唾液は0.01〜0.04 ppmFで，血漿よりやや低い値を示します．また，歯垢中のフッ化物濃度は唾液中の50〜100倍になっています．

　ヒトの身体はフッ化物を生理的な物質として代謝しています．

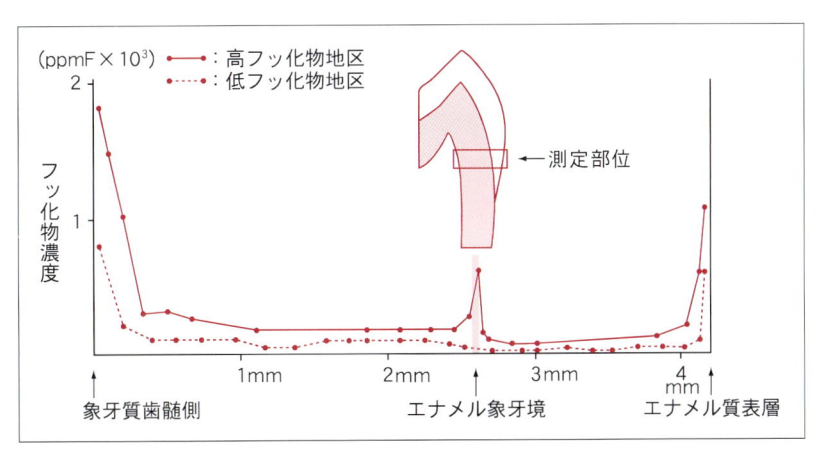

図5　エナメル質，象牙質におけるフッ化物濃度分布（Ekstrandほか，1988[3]）
高フッ化物地区（Karl-Marz Stadt市）と低フッ化物地区（Erfurt市）から得られた下顎第一小臼歯（12歳，女子）のフッ化物濃度分布の比較

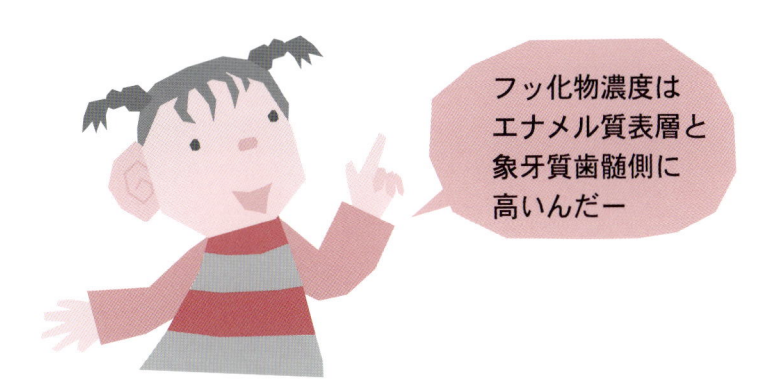

フッ化物濃度はエナメル質表層と象牙質歯髄側に高いんだー

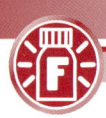

4 フッ化物の適正な摂取量とその許容量

　ヒトにとっての適正フッ化物摂取量は，上述のごとく飲料水が適正フッ化物濃度である地区住民を対象とした，すべての飲食物からを含む，1人平均総フッ化物摂取量として求められています．また，この適正量の基準は，過量摂取による健康障害を防止するために設定される許容量との組み合わせによって，より信頼できる意味をもちます．

　米国科学アカデミーの医学研究所（Institute of Medicine）により，フッ化物の適正摂取量：AI（adequate intake）と許容上限摂取量：UL（tolerable upper intake level）が定められています．フッ化物の AI 値は，0.05 mgF/kg/日が基本となっており，年齢層別に1～3歳で0.7 mgF/日，4～8歳で1 mgF/日，9～13歳で2.0 mgF/日です．UL 値は同じく年齢層別に1.3 mgF/日，2.2 mgF/日，10 mgF/日となっています．なお，9歳以上の年齢層では歯のフッ素症の心配がないので，UL 値は骨フッ素症の発現防止のために設定されており，AI 値よりも高い値が設定されています．フッ化物には人種による感受性の差は認められておらず，わが国においても，AI 値は上記米国の基準値と同じ，0.05 mg/kg 体重/日と設定されています（日本口腔衛生学会／日本歯科医学会，2007年）．

　なお，フッ化物局所応用の場合，歯の表面からフッ化物を直接作用させて効果を表すもので，飲み込むフッ化物を役立てようとするものではありません．実際，局所応用を行う際に飲み込むフッ化物量は1日あたりにして AI 値の1/4程度，UL 値と比べるとさらに小さな比率となっていますので，いずれの局所応用法も安全なフッ化物濃度と使用頻度で行われていることがわかります．

（小林清吾）

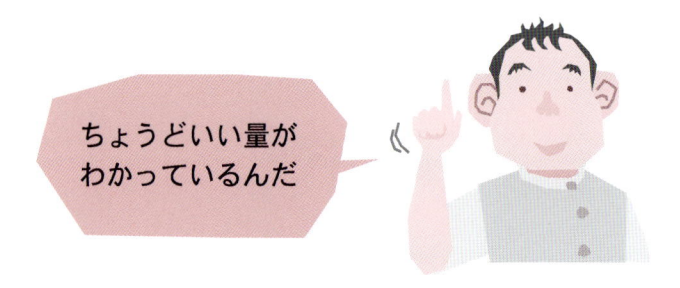

ちょうどいい量がわかっているんだ

III. フッ化物応用―すすめるポイント，答えるポイント―

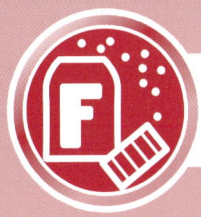

3. フッ化物応用とその働き

1　全身・局所応用とフッ化物の存在様式

1) 全身応用

　　フッ化物の全身応用には水道水フッ化物濃度調整，フッ化物錠剤，フッ化物添加食塩の利用などがあります．これらの方法は経口的に摂取されたフッ化物が消化管から吸収され，歯が形成される際，エナメル質にフッ化物が取り込まれることによって，① 歯質内のフッ化物量が増加し，② 臼歯部裂溝の形態が浅くなる，という全身的作用をもたらします．同時にフッ化物濃度が調整された飲料水は歯の表面にも直接的に作用します．

2) 局所応用

　　フッ化物歯面塗布，フッ化物配合歯磨剤，フッ化物洗口，フッ化物スプレーなどのようにフッ化物を直接歯に作用させる方法です．フッ化物は歯質の中に取り込まれるだけでなく，歯質に吸着したり，歯垢や唾液中に拡散してその濃度を高めて歯の周りからも作用します．

3) 歯質内外のフッ化物の存在様式

　　全身応用あるいは局所応用によって供給されたフッ化物は，以下のような存在様式で歯質の内外に存在していると考えられています（**図1**）．

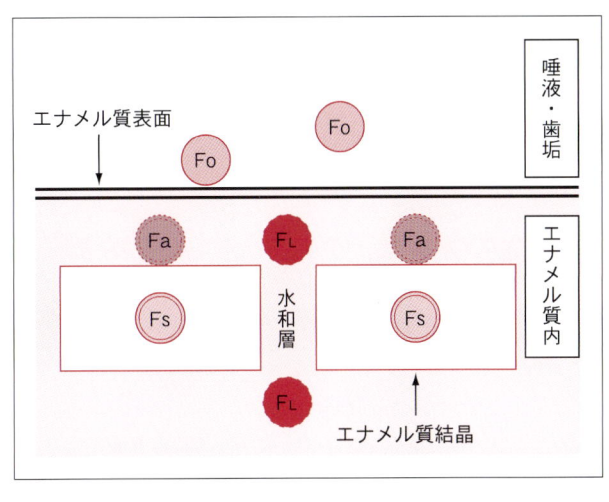

図1　エナメル質内外におけるフッ化物の存在様式
F_O：エナメル質の外側の唾液，歯垢中に存在するフッ化物
F_S：エナメル質結晶を構成している結合型のフッ化物
F_a：エナメル質結晶上に吸着しているフッ化物
F_L：エナメル質内のエナメル質結晶間の水和層に存在するフッ化物

III. フッ化物応用―すすめるポイント,答えるポイント―

2 フッ化物のう蝕予防メカニズム

1) う蝕の発生(脱灰と再石灰化)

エナメル質はハイドロキシアパタイト〔$Ca_{10}(PO_4)_6(OH)_2$;HAP〕から構成されていますが,純粋なハイドロキシアパタイトではなく,Ca^{2+}はMg^{2+}に,PO_4^{3-}はCO_3^{2-}に一部置換していることがわかっています.Mg^{2+},CO_3^{2-}に置換していると,酸に対する抵抗性が減少しますが,逆にOH^-の一部がF^-に置換されると酸に対する抵抗性が高まります(図2).

$Ca_{10}(PO_4)_6(OH)_2$
- F^-に一部置換 → 酸抵抗性向上
- CO_3^{2-}に一部置換 → 酸抵抗性低下
- Mg^{2+}に一部置換 → 酸抵抗性低下

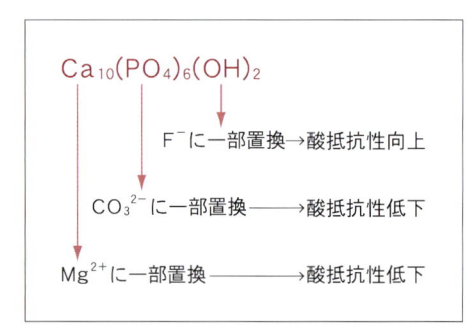

図2 エナメル質ハイドロキシアパタイトにおけるイオンの置換と酸抵抗性の変化

歯垢中の細菌が産生する酸によってハイドロキシアパタイトが溶解することを「脱灰」とよびます.一方,酸産生が停止し,pHが中性に戻ることによって,いったん溶け出たミネラルが再びもとに戻って結晶化することを「再石灰化」とよびます.歯の表面ではこの「脱灰」と「再石灰化」という2つの反応が可逆的に起こっており,この2つの反応の動的平衡状態が保たれているかぎりう蝕は発生しません.

しかし,歯垢が沈着して細菌が繁殖するとともに,砂糖を含んだ食品の摂取回数が増加して酸産生が活発化するような環境が続くと動的平衡状態が崩れ,「脱灰」方向への反応が一方的に進み,歯が溶かされてう蝕が発生します.

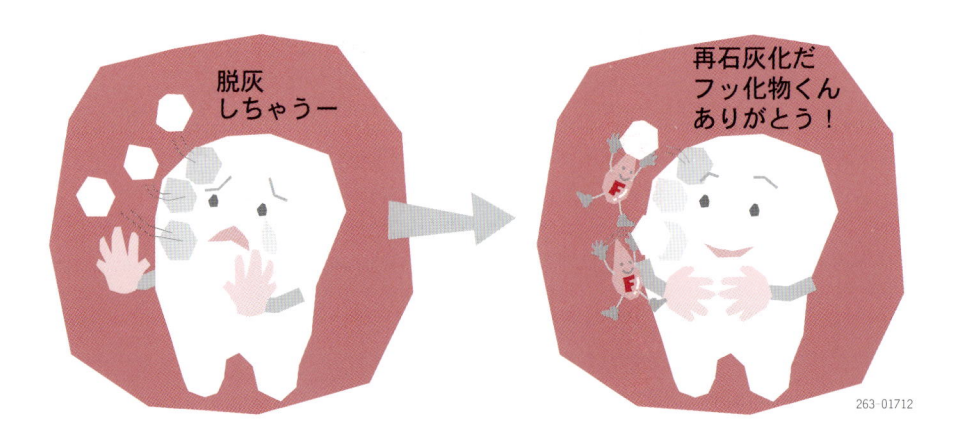

2) 初期う蝕について（図3）

　脱灰が進行し，歯質が溶解してう蝕が発生する初期段階の臨床的所見はエナメル質の白濁として認識されます．この初期う蝕は，病理解剖学的には「表層下脱灰」とよばれる状態で，エナメル質の表面にはまだ「う窩（う蝕による穴）」は形成されていません．エナメル質表層には「surface layer（最表層）」とよばれる比較的ミネラルがよく保存された厚さ数10μmの層が残っており，この最表層の下にはさらに脱灰が進行してミネラル量が低下したう蝕病巣が存在しています．最表層は，エナメル質周囲とう蝕病巣の間でのミネラルイオンの透過が可能であると考えられています．

　初期う蝕に対して，切削による治療を行わない理由は，脱灰方向への反応が進む環境が改善され，再石灰化方向への反応が進む条件が整うと，エナメル質の外側からCa^{2+}，PO_4^{3-}，F^-が最表層を通ってう蝕病巣に供給され，そのミネラル量が健全エナメル質と同レベルまで回復するからなのです．

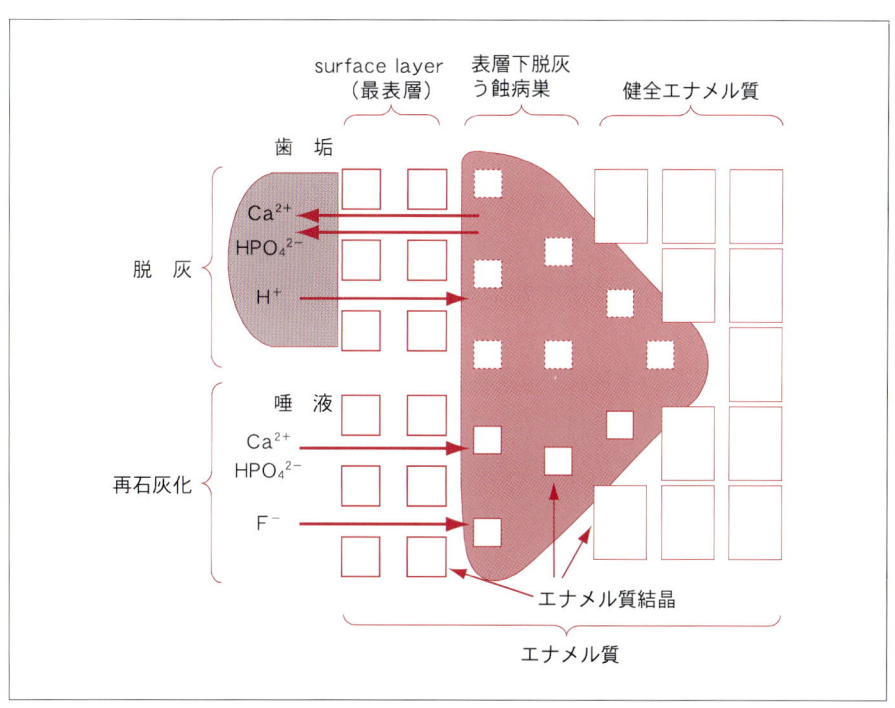

図3　エナメル質初期う蝕（表層下脱灰）の模式図と脱灰・再石灰化（川崎，2002[1]）
　最表層は多孔性でミネラルイオンの通過が可能であり，表層下のう蝕病巣よりもミネラル量が多く耐酸性も高い．う蝕病巣のエナメル質結晶は酸による溶解によって結晶サイズが小さい．歯垢中の細菌が産生する酸（H^+）によってエナメル質結晶中のCa^{2+}，HPO_4^{2-}が溶解して脱灰が起こる．
　しかし，再石灰化反応＞脱灰反応が継続すると，う蝕病巣内のエナメル質結晶が再び成長して健全エナメル質と同レベルまでミネラル量が回復する．

3) フッ化物の脱灰抑制作用

　エナメル質結晶内に取り込まれている結合型フッ化物（F_S）は，全身応用によって歯の形成時に取り込まれたり，萌出まもないエナメル質の成熟化の過程において，局所応用によって直接歯の表面から取り込まれます．これらのフッ化物によって，エナメル質の一部はハイドロキシアパタイト（HAP）よりも「溶解度」の低いフルオロアパタイト（FAP）や，HAPのOH基の一部がFに置換したフッ化ハイドロキシアパタイトとして存在しているために酸抵抗性を有しています．

　エナメル質が酸で溶解され始めると，エナメル質結晶内に取り込まれているフッ化物（F_S）が溶出して，さらなる脱灰に抵抗的に働くだけでなく，エナメル質結晶上に吸着しているフッ化物（F_a）や結晶間の水和層に存在するフッ化物（F_L）もミネラルの溶解に対して抵抗的に働くようになります．

　エナメル質周囲の唾液や歯垢中に存在するフッ化物（F_O）も，同様にエナメル質の溶解に対して抵抗的に働きます．酸によってエナメル質が溶かされることによって，エナメル質周囲のカルシウムイオンとリン酸イオン濃度が高まりますが，フッ化物イオンが存在するとハイドロキシアパタイトが溶かされる低いpH環境下でもフルオロアパタイトが沈着してくることがわかっています．これが歯の周りに存在するフッ化物イオンの脱灰抑制作用のメカニズムと考えられています．

　In vitro（試験管内）の実験においても，脱灰溶液中に1 ppmFのフッ化物が存在するとカルシウムが溶解しにくくなることが示されています．また脱灰液中にフッ化物が存在すると人工的う蝕病巣の深さが浅くなるだけでなく，最表層（surface layer）の厚さも増すことがわかっています．

　フッ化物が歯垢中の細菌内に取り込まれると，細菌の代謝系酵素（エノラーゼ）を阻害して酸産生を抑制するとともに，細胞膜の透過性を高めて細胞外にフッ化物を出して歯垢のフッ化物濃度をさらに高めます．フッ化物は歯垢中に数10 ppmF程度蓄積されることが報告されています．歯垢中の細菌が糖を発酵させて酸を産生すると，この蓄積されたフッ化物が脱灰に対して抑制的に働きます．

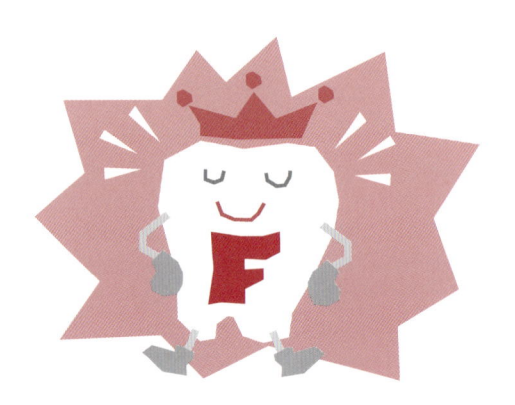

4) フッ化物の再石灰化促進作用

エナメル質が脱灰されるとカルシウムイオンやリン酸イオンが溶出するだけでなく，溶解性を高めていた不純物である Mg^{2+}，CO_3^{2-} も溶出します．脱灰エナメル質の結晶には，このようなハイドロキシアパタイト（HAP）のほかにブルーシャイト（DCPD：$CaHPO_4・2H_2O$），リン酸オクタカルシウム〔OCP：$Ca_8(HPO_4)_2(PO_4)_4・5H_2O$〕，ウィットロカイト〔WH：$Ca_{10}(HPO_4)(PO_4)_6$〕とよばれるリン酸カルシウムも存在しています．

フッ化物が存在することでブルーシャイトの反応性が高まり，ハイドロキシアパタイトに転化しやすくなります．そしてそれがさらにフッ化ハイドロキシアパタイトやフルオロアパタイトに変化していきます（図4）．

こうして形成されるフルオロアパタイトやフッ化ハイドロキシアパタイトは，ハイドロキシアパタイトやその他のリン酸カルシウムと比較して「溶解度積（solubility product）」が小さいことがわかっています．このことは再石灰化ミネラルが形成される場合に，フルオロアパタイトやフッ化ハイドロキシアパタイトはハイドロキシアパタイトよりも Ca と P の濃度が比較的低い条件下でも析出しやすくなることを意味しています．こういったメカニズムによってフッ化物が再石灰化を促進します．

フッ化物存在下で再石灰化したフッ化ハイドロキシアパタイト，フルオロアパタイトは，健全エナメル質と比較して，溶解性を高める原因であった Mg^{2+}，CO_3^{2-} の含有率が減少し，しかもフッ化物を豊富に含んでいるために酸によって溶かされにくくなります．このように，再石灰化エナメル質は健全エナメル質よりも耐酸性が増していることが，う蝕予防にとって重要なことになります．

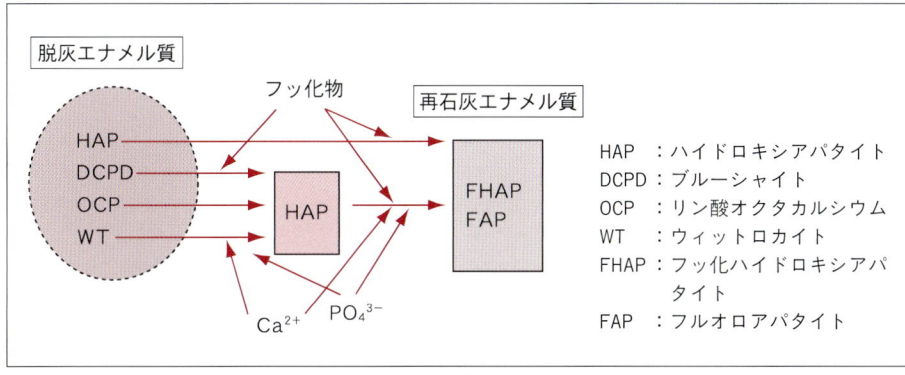

図4 フッ化物による再石灰化促進のメカニズム（川崎，2002[1]）
　カルシウムイオン，リン酸イオンが溶解した脱灰エナメル質の結晶は HAP, DCPD, OCP, WT などのリン酸カルシウムの結晶から構成されている．フッ化物が存在すると DCPD の反応性が高まり，カルシウム，リン酸イオン濃度が比較的低い場合でも HAP → FHAP, FAP の反応が進みやすくなる．再石灰化エナメル質はフッ化物を含んでいるため，健全エナメル質よりも耐酸性が増加する．

5）高濃度フッ化物の作用

　局所応用で高濃度のフッ化物が歯の表面に供給されるとフッ化カルシウム（CaF_2）が形成されます．

$$Ca_{10}(PO_4)_6(OH)_2 + 20\,F^- + 8\,H^+ \rightarrow 10\,CaF_2 + 6\,HPO_4^{2-} + 2\,H_2O$$

　CaF_2は唾液によって徐々に溶解され，フッ化物がイオン化してくると，再度ハイドロキシアパタイトと反応してフッ化ハイドロキシアパタイトが形成されます．

$$Ca_{10}(PO_4)_6(OH)_2 + F^- \rightarrow Ca_{10}(PO_4)_6(OH)_{2-2x}F_{2x} + OH^-$$

x は 0～1 までの値をとります．

　酸によって脱灰が起こり，pH が下がってくると CaF_2 が溶解され，再度フッ化物イオンが供給されます．このようにフッ化カルシウムは脱灰を受けたときのフッ化物供給源として働く点で有用と考えられています．

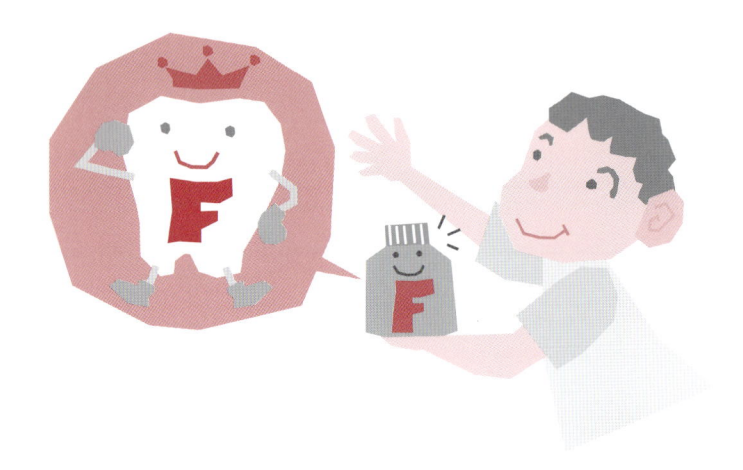

（川崎浩二）

III. フッ化物応用―すすめるポイント，答えるポイント―

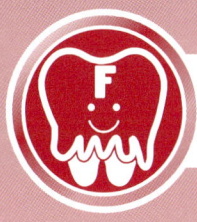

4. う蝕予防とフッ化物応用の歴史

1 人の暮らしのなかから生まれたう蝕予防のためのフッ化物応用

　　フッ化物の発見とその応用がもたらした大きな成果は，近代の4大公衆衛生施策（1．牛乳の低温殺菌処理，2．上水の塩素処理，3．ワクチンの開発，4．水道水フロリデーション）の1つであり，CDC（米国疾病予防センター）によって20世紀の十大公衆衛生事業の1つに数えられています．

　　ヒトに対するフッ化物の不利益と有益を明らかにし，先駆者たちが行ったフッ化物応用の歴史を4期に分けて，表1に主要な報告と出来事をまとめました．

　　また，図1にはう蝕予防のためのフッ化物応用に貢献した開拓者たちとその成果（グラフ）を示しました．

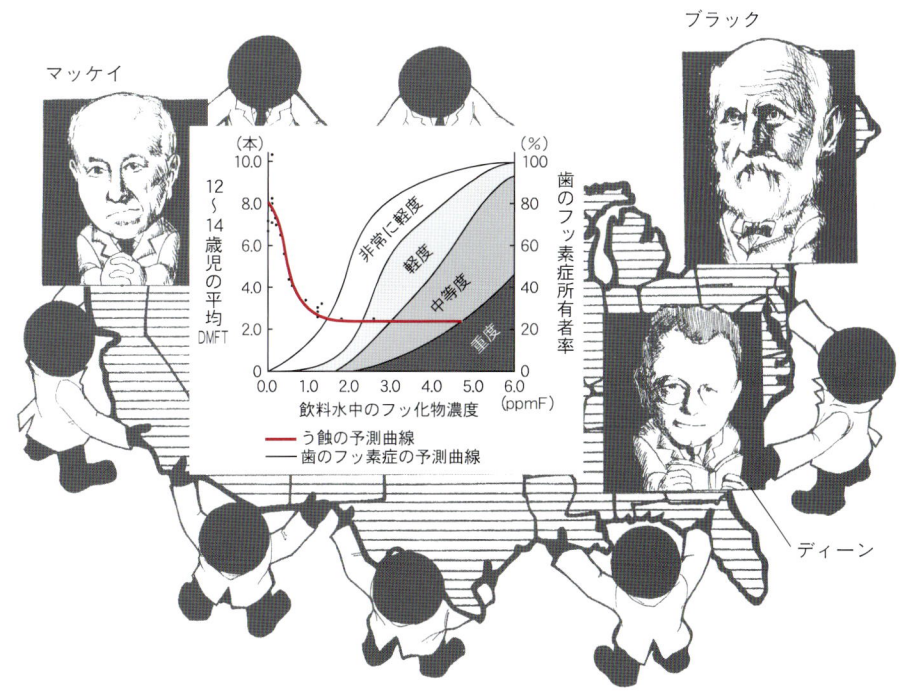

図1　う蝕予防のためのフッ化物応用に貢献した開拓者たちとその成果
　中央のグラフからもわかるように，飲料水中のフッ化物濃度が約1ppmFであれば，歯のフッ素症も発症せず，う蝕の発生を最大限に抑えることができる．

III. フッ化物応用―すすめるポイント，答えるポイント―

表1　フッ化物応用とう蝕予防の歴史

期	年代	人物・団体・国	報告・出来事
I期 "ヒトにとって不利益な"奇妙な歯の発見とその原因調査	1900	イーガー	●斑状歯の流行報告（イタリア・ナポリからの移民）-原因不明
	1908	マッケイ	●斑状歯の流行報告（米国・コロラドスプリングス住民）-原因不明だが，飲料水中の何かである．斑状歯流行地ではう蝕が少ない
	1918	ブラック	●学術雑誌に斑状歯（Mottled enamel）を公表
	1928	富取卯太治 正木　正ほか	●斑状歯の流行報告（日本，特に西日本）-温泉地帯，花崗岩や石灰岩の産地に多い．斑状歯流行地ではう蝕が少ない
	1931	チャーチル スミス	●斑状歯の原因特定-飲料水中の高濃度のフッ化物が原因である．動物実験でフッ化物を投与し，斑状歯の発現を確認した．以後，斑状歯は「歯のフッ素症（Dental fluorosis）」とよばれるようになる
II期 "ヒトにとって有益な"フッ化物濃度の推定	1938	ディーンほか	●飲料水中フッ化物濃度と歯のフッ素症の関係についての疫学調査を開始 　■歯のフッ素症の分類基準作成 　■中西部のフッ化物濃度の異なる21都市で歯のフッ素症調査と同時にう蝕についても調査 ●飲料水中フッ化物濃度と歯のフッ素症所有状況は正の相関関係 ●飲料水中フッ化物濃度とう蝕所有は負の相関関係 ●飲料水中の約1ppmFのフッ化物は，問題となる歯のフッ素症を発現させることなく，う蝕を半減させる
III期 フッ化物応用の研究	1945	米国/カナダ	●水道水フッ化物濃度調整を試験的に開始 　■米国・グランドラピッズ，ニューバーグ，エバンストン 　■カナダ・ブラントフォード
	1952	美濃口ほか	●フッ化物歯面塗布，フッ化物洗口の研究開始 ●日本・京都市山科地区で水道フッ化物濃度調整を試験的に開始（13年間実施し，研究終了）
IV期 各種フッ化物応用の普及へ	1960	アーノルドほか	●米国・グランドラピッズの10年めの成績発表 　■う蝕は50～60％減少 　■歯のフッ素症を含む全身の健康に異常なし
	1969	WHO（世界保健機関）	●第22回総会で水道水フッ化物濃度調整を含むフッ化物応用を勧告（日本は共同提案国），1974，1978年にも勧告
	1971	日本歯科医師会	●「フッ化物に対する基本的見解」を発表し，積極的なフッ化物応用を推奨
	1974	FAO（世界食糧農業機関）	●フッ素は必須栄養素であることを確認
	1982	日本口腔衛生学会	●「う蝕予防プログラムのためのフッ化物応用に対する見解」を発表し，全会一致でフッ化物応用の推進表明
	1984	FDI（国際歯科連盟）	●世界のフッ化物応用状況調査-120カ国でフッ化物を応用
	1995	米国	●米国・グランドラピッズで水道水フッ化物濃度調整50周年記念の学会開催
	1999	日本歯科医学会	●「フッ化物応用についての総合的な見解」を発表し，さらなるフッ化物応用を推奨
	2000	厚生省，日本歯科医師会	●自治体における水道水フッ化物濃度調整実施の支援を発表
	2000	FDI	●水道水フロリデーションの推奨，2008，2014年改訂
	2002	日本口腔衛生学会	●「今後のわが国における望ましいフッ化物応用への学術的支援」を発表し，フッ化物局所応用，水道水フッ化物濃度調整を推奨
	2003	厚生労働省	●「フッ化物洗口ガイドライン」を作成し，都道府県に通知
	2005	米国	●シカゴで水道水フロリデーション60周年記念シンポジウムを米国歯科医師会と疾病管理予防センターが共催[1]
	2008～	道府県で歯科口腔保健条例の制定	●新潟県歯科保健条例制定以来，45道府県で口腔保健条例の制定，19県の条例に「フッ化物」が明記，13道府県の条例に「フッ化物洗口」が明記されている

4. う蝕予防とフッ化物応用の歴史

1) "ヒトにとって不利益な"奇妙な歯の発見とその原因調査（I期）

20世紀はじめにイタリアのナポリでイーガーが，その10年後には米国中西部でマッケイが，白濁模様や茶褐色の色素沈着がみられる奇妙な歯（斑状歯）のことを報告しています．マッケイは，こうした斑状歯をもった人たちが同一水源の水を使っていることを突き止め，飲料水中のある成分がその原因物質であろうという推論をたて，さらなる調査を続けましたが，成分までは特定できませんでした．しかし，斑状歯が発生していたアイダホ州オークレイで飲料水の水源変更を指導した結果，斑状歯の発現がなくなったことを確認しています．

1930年代になると，化学者チャーチルが問題の水サンプルを分析し，ほかではみられない高い濃度（2〜12 ppmF）のフッ化物を検出しています．また，動物に高濃度のフッ化物を含む水を飲用させ，斑状歯の発現を確認することも行われています．

発見から30年を経て，斑状歯が高濃度のフッ化物によって起こる歯の形成異常であるという因果関係が確定しました．この時点で，斑状歯という症状を表す用語からフッ化物を原因とする"歯のフッ素症"に変わっています．

2) "ヒトにとって有益な"フッ化物濃度の推定（II期）

原因がわかったところで，米国歯学研究所の初代所長ディーンが，1940年代の前半に水道水中のフッ化物濃度の異なる21都市で，実際に生活している人たちを対象とした疫学調査に着手しました．

まず，歯のフッ素症が普段の生活では全く気にならない"非常に軽い白斑"のものから，明らかに気になる"中等度"ないし"重度"の症状のものまでさまざまであったことから，ディーンは6段階に分けた歯のフッ素症の分類基準を開発し，調査に臨んでいます．同時に，彼らは，う蝕の調査も行っています．調査結果からは，量-反応関係が明らかになりました．飲料水中のフッ化物濃度は，歯のフッ素症罹患状況との間に正の相関が，また，う蝕罹患状況との間には負の相関があることが確認されています．

ここに，歯のフッ素症の発症もなく，う蝕の発生を最大限に抑えられる「飲料水中フッ化物濃度約1 ppmF」が見出されました（図1参照）．

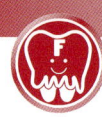

3）フッ化物応用の研究（Ⅲ期）

　水道水フッ化物濃度を約 1 ppmF に調整することでう蝕を予防できるという有益性は，1945 年に 4 つの都市において，天然による適正フッ化物濃度を模倣することによって確証されています．実施地域の小児のう蝕は 10 年間で 50～70％減少していました．また，歯のフッ素症の発症状況は自然に約 1 ppmF のフッ化物を含む地域のそれと変わらず，問題となるような症状も認められていません．

　これと並行して，1940 年代には，歯に直接フッ化物を作用させるフッ化物歯面塗布やフッ化物洗口，フッ化物配合歯磨剤などの局所応用の研究が始まっています．

4）各種フッ化物応用の普及へ（Ⅳ期）

　1960 年代になると，水道水フッ化物濃度調整や各種フッ化物応用によるう蝕予防効果を確認する報告が相次ぎ，フッ化物応用は研究の時代から普及の時代へと入っていきました．半世紀以上にわたる調査研究の成果が，多くの住民に還元される時代を迎えたわけです．

　専門団体である WHO（世界保健機関）や FDI（国際歯科連盟）なども，効果や安全性に関する研究結果などをもとに，確証をもってフッ化物応用の推奨を決議し，世界各国にその実施を勧告しています．また，わが国においても，厚生労働省，日本口腔衛生学会，日本歯科医師会がフッ化物の利用を推奨しています．

（田浦勝彦）

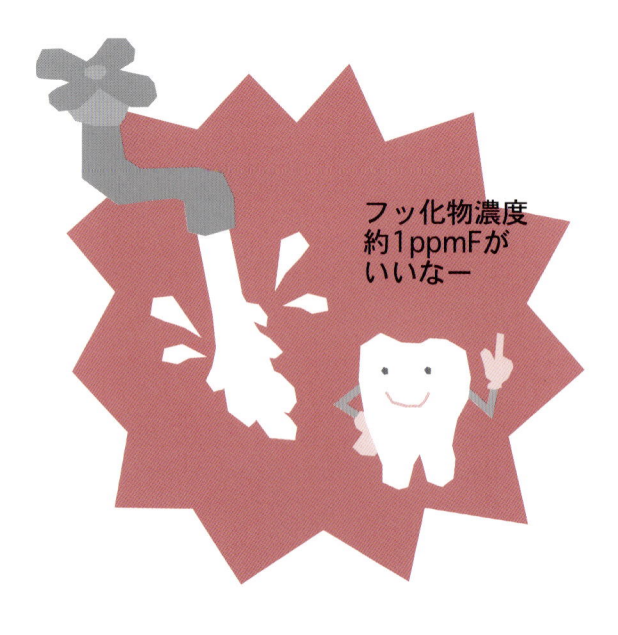

III. フッ化物応用―すすめるポイント，答えるポイント―
5. 日本のフッ化物応用

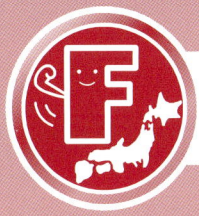

1 フロリデーション

1) 自然の状態で飲料水のフッ化物が過剰だった地域

　日本のフッ化物の歴史も，フッ化物過剰摂取による歯のフッ素症から始まっています．

　1928年に富取が岡山県でみられた歯の異常，斑状歯の報告を行っています[1]．ここには斑状歯の詳しい記述とともに「う蝕の進行程度が比較的緩慢である」と記述されていることが注目されます．1931年には，正木らが日本における斑状歯の分布をまとめ，宝塚，西宮などの西日本一帯の温泉地，花崗岩の産地などに原因不明の斑状歯の多いことを報告しました[2]．なお，1931年に米国では，斑状歯の原因がフッ化物であることが確認されていますが，当時その情報は日本には伝わっていませんでした．

　1970年代はじめに，宝塚市（図1）で斑状歯が社会問題化しています[3]．宝塚市は地質的にフッ化物を多く含む六甲山系の南斜面に位置しており，飲料水に自然の状態

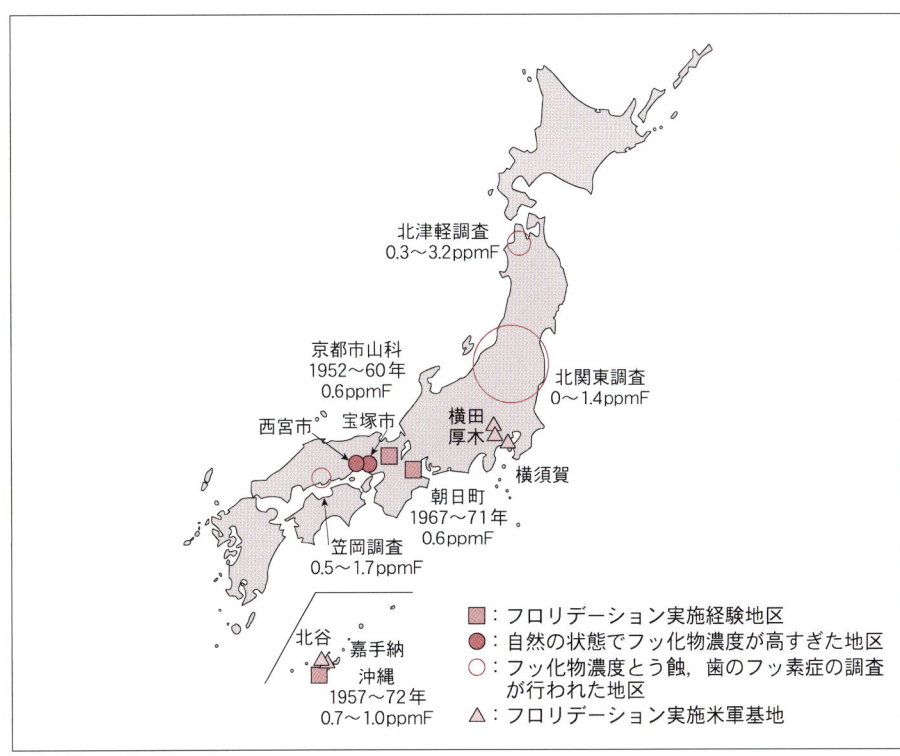

図1　日本のフロリデーション経験地区と自然の状態でフッ化物濃度の高かった地域

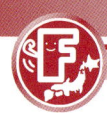

で，高濃度のフッ化物（2.7 ppmF の記載あり）が含まれていたことから，歯のフッ素症の発現がみられていました．また，宝塚市にはダムや井戸などの複数の水源があり，水道管が複雑につながっていたことから，宝塚市フッ素問題調査研究会も，フッ化物濃度と歯のフッ素症発現の率，症度などの量的な関係を明らかにすることは困難であり，①歯のフッ素症については治療費用を補償すること，②「宝塚市における給水中の暫定管理基準フッ化物イオン濃度は，0.4～0.5 ppmF を上限とする」との最終答申（1974年）[4]を出しています．ほかに，西宮市や愛知県犬山市，岡山県笠岡市など（図1）でも，飲料水中の過剰なフッ化物によって歯のフッ素症の発現が報告されています．

2）フロリデーションの実施と中断

わが国でも1952年に，最初のフロリデーションが京都市山科地区（図1）で開始されました．これは，国からの補助金を得て京都大学医学部の美濃口が中心となって試験研究として行ったもので，出生から永久歯が生えそろうまで追跡するという意図から，12年間実施を目途として0.6 ppmF で実施されています[5]．その結果，永久歯う蝕予防効果38.1％を得ています．このやや低い効果は至適とされたフッ化物濃度（0.76 ppmF）より低い濃度で実施されたことが関係していると考察されています[5]．ほかにも，医科領域および水道工学，さらには実施に関する法的解釈などの多くのデータを得て，所期の目的を達成したとして13年後に終了となりました[6]．また，沖縄県（図1）では1957年から米軍によって広い範囲で実施され，永久歯う蝕の予防効果として50.2％が報告[7,8]されていますが，1973年の日本への返還の際に中断となっています．三重県朝日町（図1）では1967年から3年9カ月実施されましたが，浄水場施設の拡充にともなって中断されました[9]．現在わが国では，フロリデーションが未実施の状態にありますが，各地に点在するいくつかの米軍基地内（図1）では実施されています．

3）わが国の至適フッ化物濃度

わが国においても，米国でDeanが行ったような水道水中フッ化物濃度とう蝕，歯のフッ素症の関係を調べた研究があります．北関東一円の自然の状態でフッ化物濃度0～1.4 ppmF の26の給水地域で調査が行われました[10～13]．乳歯，永久歯のう蝕はフッ化物濃度と負の相関関係が，歯のフッ素症については正の相関関係が確認され，Deanらの研究と同じ結果が得られています（図2a）．0.0～0.2 ppmF 地区と比較した1.0～1.4 ppmF の地区のう蝕抑制率は62％となっています（表1）．日常生活でみかけ上問題とされるmoderateやsevereの重度の歯のフッ素症はいずれの

5. 日本のフッ化物応用

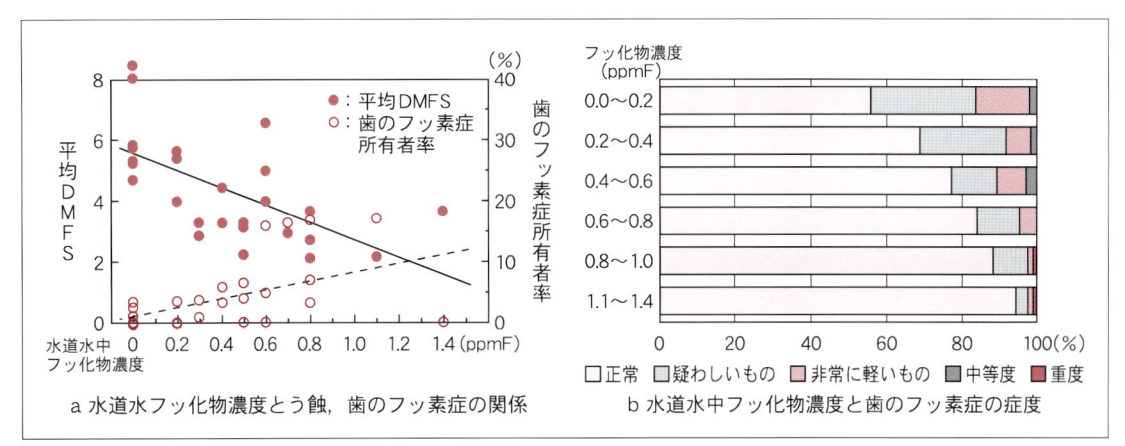

図2 北関東地区調査
a 水道水フッ化物濃度とう蝕, 歯のフッ素症の関係
b 水道水中フッ化物濃度と歯のフッ素症の症度

表1 至適フッ化物濃度の評価条件に基づき各疫学調査から得られた結果を判定

地域	年間気温(℃)平均/最高	フッ化物濃度(ppmF)	う蝕抑制率(%)	歯のフッ素症 CFI	Mo & S(%)	判定	至適フッ化物濃度 予測値(ppmF)
北津軽	9.8/14.1	0.31～0.38	20			×	0.95から1.72の間のいずれか
		0.54～0.63	53			○	
		0.82～0.85	44			○	
		0.90～1.06	54			○	
		0.95		0.33	0	○	
		—				?	
		1.72		0.86	0	×	
北関東	13.0/17.7 — 13.7/18.6	0.6～0.8	乳歯 永久歯 20 29	0.19	0	×	0.8～1.1
		0.8～1.0	27 54	0.21	0	○	
		1.0～1.4	51 62	0.30	0	○	
山科	15.6/20.4	0.6	38[*1] 20～32[*2]	0.25～0.31	0.6	△	0.6より上
笠岡	15.0/20.1	0.5～0.8		0.22～0.33		○	0.8から1.3の間のいずれか
		—				?	
		1.0～1.3		0.47～0.61		×	
		1.3～1.7	53	1.33		×	
沖縄	22.6/25.1	0.7～0.9	48～52[*2]	0.19[*2] 0.18[*4]	0[*2] 0[*4]	○	0.7～0.9

[*1]: 美濃口ら調査[5], [*2]: 口腔衛生学会調査[19], [*3]: 上田らの調査[17], [*4]: 眞木らの調査[20]

判定結果　○：評価条件をほぼ満たしているもの
　　　　　△：評価条件を十分には満たしていないもの
　　　　　×：評価条件からはずれるもの
　　　　　?：フッ化物濃度の空白によって判定できない

フッ化物濃度地域でも認められていません（図2b）.
　北津軽地方では, 飲料水中0.31～2.50ppmFのフッ化物濃度地区で調査が行われ, フッ化物濃度0.90～1.06ppmFで54％のう蝕抑制率が報告されています. そし

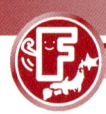

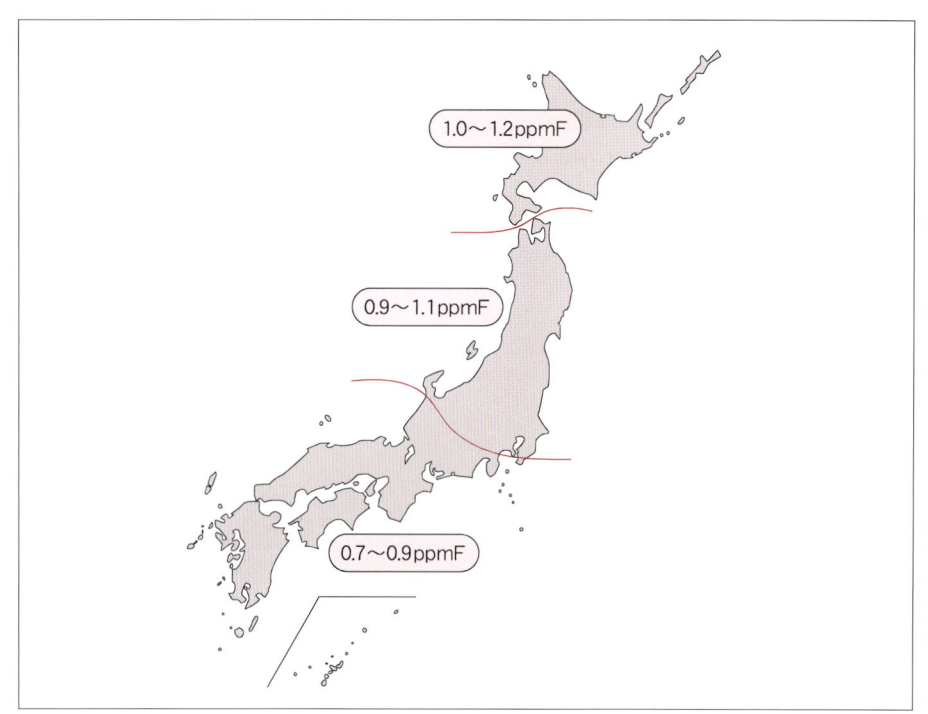

III. フッ化物応用—すすめるポイント，答えるポイント—

図3　日本のフロリデーションのための至適フッ化物濃度

て，それ以上のフッ化物濃度になるとう蝕抑制率に変化がなく，重度の歯のフッ素症がみられています（**表1**）[14,15]．

これらの研究に，飲料水中フッ化物濃度とう蝕，歯のフッ素症の関係が確認された岡山県笠岡地区調査[16]，山科，沖縄のフロリデーション調査データが加えられ，わが国における水道水の至適フッ化物濃度の検討が行われています（**表1**）[17]．評価条件として，

① う蝕：平均DMFTの抑制効果が，Murrayらが各国で行われるフロリデーションの効果を整理して得られた予防率50～60％[18]とほぼ同等か，それを超えていること．

② 歯のフッ素症：公衆衛生的に問題のない地域と判定されるCFI（地域歯のフッ素症指数）0.4以下であること．さらに，補助的にみかけ上問題となるDean分類のmoderate以上のフッ素症の発現がないこと．

の2つをあげ，これらをほぼ満たすフッ化物濃度地区を"○"として，最終的に日本を南から北の3つの地域に分けて，中部以西では0.7～0.9ppmF，関東から青森までが0.9～1.1ppmF，そして北海道で1.0～1.2ppmFの至適フッ化物濃度を提案しています（**図3**）．これらの値は，飲水量の違いを考慮して地域の気温によって濃度を算定している米国の至適フッ化物濃度[21]とも整合性が認められています．

4) 水道水のフッ化物濃度調整装置

フッ化物濃度調整装置については，すでに多くの種類の装置が稼働しています（**図4，5**）．フッ化物の飽和溶液の添加を給水量によってコントロールする飽和溶液方式，フッ化物の粉末添加をコントロールする乾式，ケイフッ化ナトリウムやケイフッ酸などを使う酸注入式などがあります．

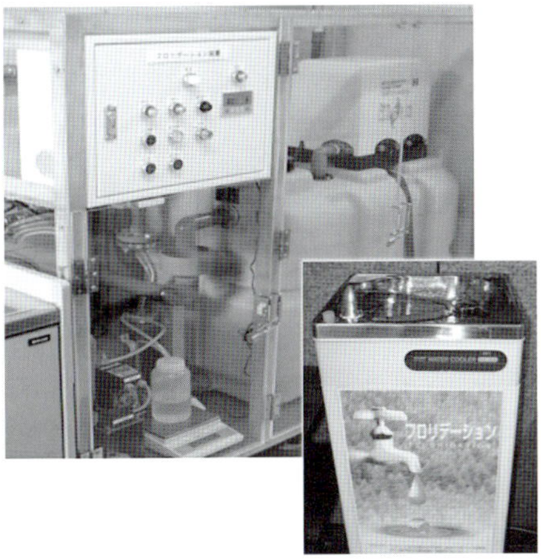

図4　水道水のフッ化物濃度調整装置（群馬県下仁田町で稼働中）

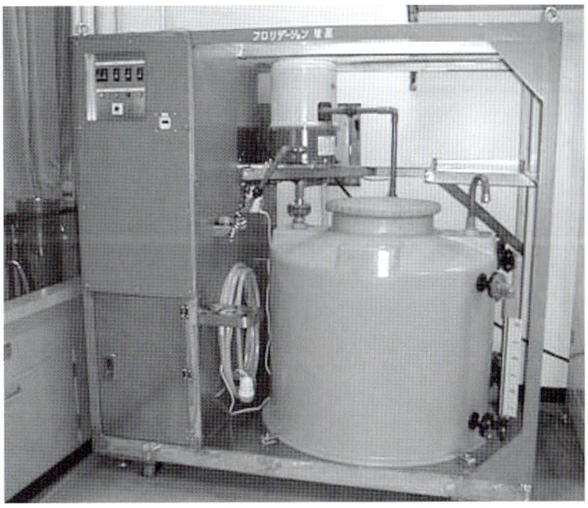

図5　水道水のフッ化物濃度調整装置（小林清吾ほか製作：現在，移設検討のため稼動停止）

5) 日本のフロリデーション実施の検討

効果的で，安全な至適フッ化物濃度が確認され，その濃度を維持，コントロールする機械的，技術的な問題も解決しています．また，**表2**に示すように，学術団体，専門団体，国からも実施を後押しし，支援をするとの見解[22〜25]がそろいました．このように，フロリデーション実施のための各種要件が整ったことから，いくつかの地方自治体でフロリデーション実施に向けた検討が進行中です．

表2　フロリデーション推進・支援表明

団体・機関	表明文
日本歯科医学会（1999年）[22]	フロリデーションはすぐれた地域保健施策である．
厚生労働省（2000年）[23]	市町村からの要請があった場合，技術支援を行う．
日本歯科医師会（2002年）[24]	地域歯科医師会，関連専門団体や地域住民の合意の基に実施すべきである．
日本口腔衛生学会（2002年）[25]	専門学術団体としてフロリデーションを推奨し，学術的支援を行う．

（筒井昭二）

III. フッ化物応用―すすめるポイント，答えるポイント―

2 日本におけるフッ化物局所応用――普及の歴史と現状

1) フッ化物洗口

厚生労働省や文部科学省，日本歯科医師会，日本口腔衛生学会などの政府機関や学術専門団体は，各種フッ化物局所応用の実施要領，要綱，推奨文，見解などを表しています．

集団でのフッ化物洗口の実施状況は，県行政がサポートする形態から個人の歯科医師による指導実施まで多様で[1,2]，2019年3月現在，47都道府県で14,359施設，約157.4万人の子どもたちが実施しています（表3，図6）．

表3　集団におけるフッ化物洗口実施状況

都道府県	施設数	人 数	都道府県	施設数	人 数
北 海 道	1,434	127,433	滋 賀 県	174	21,149
青 森 県	60	17,452	京 都 府	411	101,363
岩 手 県	220	10,185	大 阪 府	22	1,226
宮 城 県	259	11,731	兵 庫 県	316	15,481
秋 田 県	475	59,404	奈 良 県	49	1,884
山 形 県	63	7,071	和歌山県	158	15,402
福 島 県	572	44,161	鳥 取 県	109	5,416
茨 城 県	61	2,734	島 根 県	264	28,703
栃 木 県	87	18,352	岡 山 県	31	3,475
群 馬 県	68	3,135	広 島 県	33	1,409
埼 玉 県	332	66,089	山 口 県	313	43,067
千 葉 県	145	30,702	徳 島 県	7	962
東 京 都	4	374	香 川 県	139	31,929
神奈川県	19	825	愛 媛 県	203	29,322
新 潟 県	1,212	149,524	高 知 県	356	17,339
富 山 県	218	29,119	福 岡 県	17	4,989
石 川 県	32	805	佐 賀 県	499	71,059
福 井 県	154	4,036	長 崎 県	914	91,583
山 梨 県	11	588	熊 本 県	940	96,349
長 野 県	216	30,980	大 分 県	360	32,959
岐 阜 県	305	46,738	宮 崎 県	513	58,378
静 岡 県	689	42,294	鹿児島県	327	20,309
愛 知 県	1,196	160,196	沖 縄 県	213	10,116
三 重 県	159	5,738	合　　計	14,359	1,573,535

（厚生労働省調査，2020年3月）

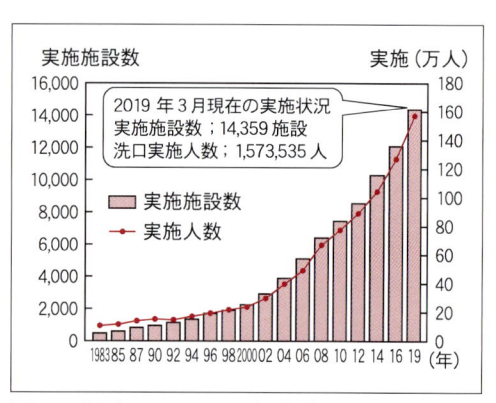

図6　集団におけるフッ化物洗口実施状況の推移

1990～2006年　NPO法人日本むし歯予防フッ素推進会議（現　NPO法人日本フッ化物むし歯予防協会）(A)調査
2008～2012年　A＋公益財団法人8020推進団(B)・WHO口腔保健協力センター(C)/共同調査
2014～2016年　A＋B＋C＋　一般社団法人学校歯科医会/共同調査
2019年　厚生労働省調査

2003年1月に厚生労働省は，「フッ化物洗口ガイドライン」（p. 127参照）を都道府県に通知しました[3]．その後，都道府県レベルで歯科保健推進条例が制定され，北海道，長崎県，京都府など13道府県ではその条例の中に「フッ化物洗口の普及」が記されています（2019年1月現在）．これらはフッ化物洗口を行政の施策として位置づけたものであり，フッ化物洗口の実施と継続を確かなものにすることでしょう．

2）フッ化物配合歯磨剤

フッ化物配合歯磨剤のシェア（重量）は1985～1987年が10～12％でしたが，以降伸び始め，2010年に90％に達して2020年度には92％に高まっています（**図7**）．今後は，フッ化物配合歯磨剤の使用量や使用後のうがい回数などの適切な使用方法についての情報提供が必要となります（p. 29参照）．

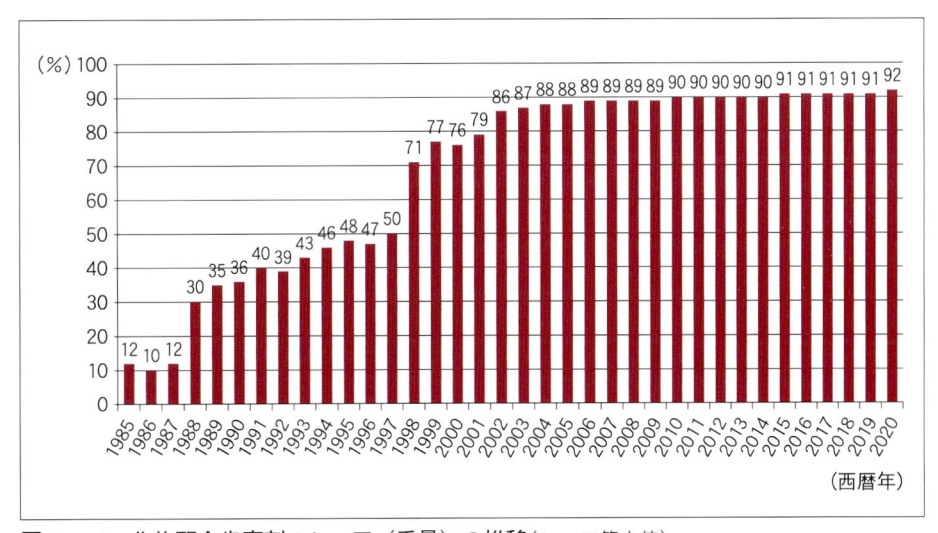

図7　フッ化物配合歯磨剤のシェア（重量）の推移（シェア算定値）
〔1985～1994年　（財）ライオン歯科衛生研究所調査，1995～2016年　ライオン（株）調査，2017～2020年　日本歯磨工業会調べ（工業会加盟社のみのデータ）〕

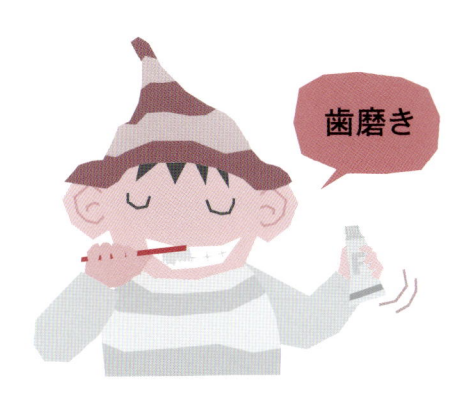

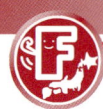

3) フッ化物歯面塗布

　フッ化物歯面塗布経験者は調査回ごとに増加して，2011年の調査では63.5％となりました．しかし，最新の2016年の調査では，質問様式が変更されたことも一因となり，61.8％に減少しました．また，塗布機関や場所の区分も明記されていません（図8）．

　さらなる普及が，私たち歯科専門職の肩にかかっています．

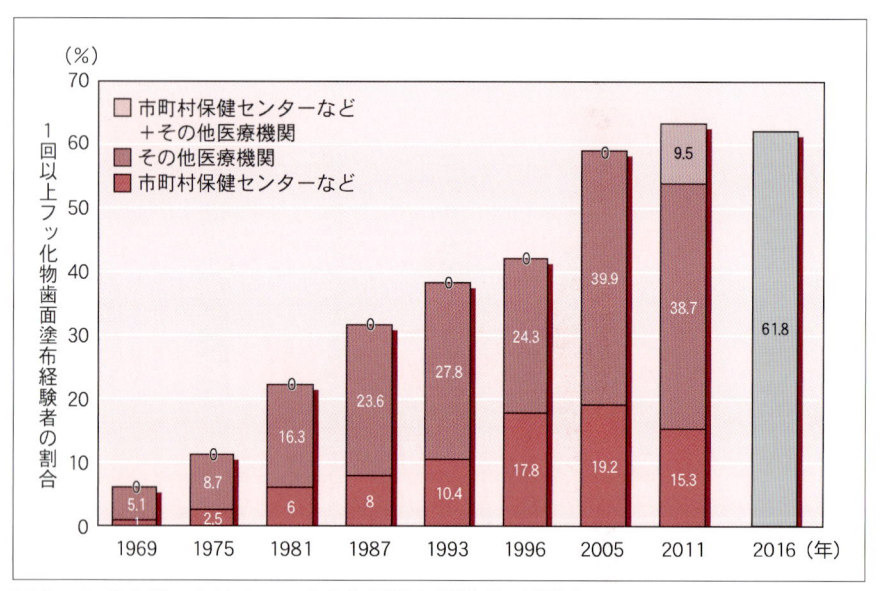

図8　15歳未満におけるフッ化物歯面塗布経験者の推移（厚生労働省：歯科疾患実態調査より）

（晴佐久　悟・田浦勝彦）

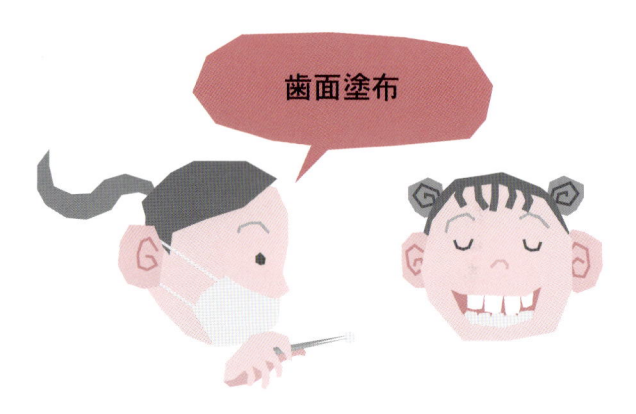

5. 日本のフッ化物応用

3 フッ化物応用の反対論

　フッ化物応用の普及活動につきまとうかたちで反対論も展開されてきました．では，いったい誰が，どんな理由で反対しているのでしょう．一部の反対は，悪意のないものや単純なもので，安全に暮らしている日常の生活から乖離したところで「怖いフッ化物（？）」が一人歩きをしていることなどが関係しているようです．これらは，フッ化物についての正しい知識を身につけたり，知識が備わっていたり，背景に隠されたものがみえてしまえば「なーんだ…」となってしまうものです．

　しかしその一方で，理由はよくわかりませんが，フッ化物応用に反対している人がいます．声が大きいのでちょっとびっくりしますが，きわめて少数です．彼らの反対論の多くは，一般の人の知識の不十分さをあてにしながら，「がん」や「遺伝毒性」など"怖い言葉"をちりばめることで成立しています．カラクリを承知のうえで反対しているのであれば，だましていることになります．また，それを知らないで反対しているのであれば，素人の域を出るものではなく，とても専門家とはよべません．

　ということで，悪意のない反対論から，そうでない反対論までさまざまですが，ご安心ください．その答えはNPO法人日本むし歯予防フッ素推進会議のホームページなどにそろっています．また，米国歯科医師会発行のフロリデーションファクツ（2005）にはQ&Aが56項目あり，フッ化物に関するさまざまな疑問に答えています．

COLUMN

フッ化物応用反対の逸話

　その1：世界初の水道水フッ化物濃度調整都市となった米国ミシガン州グランドラピッズ市では，1945年1月1日が実施予定日でした．早々に市民から「水道水を飲んだら急に太り始めた」，「水浴びをしたら全身に発疹が出た」などといった苦情が寄せられました．しかし，実際の開始日は機器の調整遅れから約3週間後だったのです．

　どこにでも気の早い人はいるものです．

　その2：日本でも，「フッ化物は排除すべきもので，ちょっとでも危ない」という講演を聞きながら，主催者側が用意したお茶をみなさんで飲んでいるといった光景を目にしたことがあります．お茶には自然の状態で1ppmF前後のフッ化物が含まれているのですが，どうなっているのでしょう．

　その3：世界に名だたるフッ化物反対論者の米国イヤムヤーニスさんは，あるデータをもとに「水道水フッ化物濃度調整地区ではがんによる死亡率が高い」と主張し，大きな波紋を生みました．しかし，統計処理上のミスとわかり，この主張は否定されてしまいました．

　最近になって，医学研究者向けの『正しい統計の使い方』という本のなかで，このような初歩的な過ちを犯してはいけないという例として採用されています．

（田浦勝彦）

資料3
数字でみるフッ化物

表1 生態系のフッ化物

1.	フッ素の原子番号	9
2.	フッ素の原子量	19
3.	ナトリウムの原子量	23
4.	フッ化ナトリウムの分子量	42 (19+23)
5.	フッ化ナトリウム中のフッ素の割合（重量）	45 % (19/42)
6.	フッ素のクラーク数表での順位	17番め
7.	海水のフッ化物濃度	1.3 ppmF
8.	河川・湖水のフッ化物濃度	0.1～0.2 ppmF
9.	土壌のフッ化物濃度（通常）	200～300 ppmF
10.	茶葉のフッ化物濃度	50～800 ppmF
11.	飲んでいるお茶，紅茶のフッ化物濃度	約0.5～1 ppmF

表2 フッ化物と生体――生理

1.	通常生活の成人の1日のフッ化物摂取量	1～3 mgF
2.	血漿のフッ化物濃度	0.08 ppmF
3.	生体に影響する遊離型フッ化物	0.01～0.04 ppmF
4.	唾液のフッ化物濃度	0.01～0.04 ppmF
5.	歯垢のフッ化物濃度（湿重量）	5～50 ppmF
6.	エナメル質のフッ化物濃度	100～150 ppmF
7.	エナメル質表層のフッ化物濃度	2,000～3,000 ppmF
8.	象牙質のフッ化物濃度	300 ppmF
9.	セメント質のフッ化物濃度	1,000 ppmF
10.	水道水フッ化物濃度調整地域に住む成人の骨のフッ化物濃度（灰分中）	1,000～4,000 ppmF
11.	吸収されたフッ化物の尿中排泄率	20～50 %*

*小児では，骨や歯が形成されるときにフッ化物が利用されるため，フッ化物排泄率は低い．成人では形成が終了しており，排泄率は高くなる．

表3 フッ化物と生体――中毒

1.	フッ化物の急性中毒量	
	軽い症状（吐き気，腹痛など）の発現	約2 mgF/kg
	治療，入院処置が必要	5 mgF/kg 以上
2.	フッ化ナトリウムの致死量	約70 mgNaF/kg

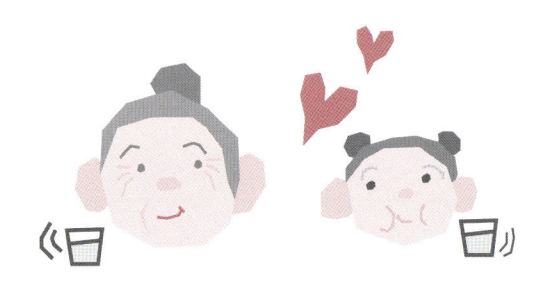

表4 う蝕予防とフッ化物——全身応用

1.	水道水フッ化物濃度調整のフッ化物濃度	1 ppmF 前後（米国は 0.7 ppmF）
2.	わが国の水道水のフッ化物濃度基準	0.8 ppmF 以下
3.	京都山科の水道水フッ化物濃度調整のフッ化物濃度	0.6 ppmF
4.	1 ppm の水 1 ℓ 中のフッ化物量	1 mgF
5.	水道水フッ化物濃度調整に使われるフッ化物	Na_2SiF_6, H_2SiF_6, NaF, $(NH_4)_2SiF_6$

表5 う蝕予防とフッ化物　局所応用

1.	フッ化物洗口（毎日法）のフッ化物濃度	225, 250 ppmF
2.	フッ化物洗口（週1回法）のフッ化ナトリウム濃度	900 ppmF
3.	フッ化物洗口溶液量	幼児：5 ml，小中学生：10 ml
4.	フッ化物洗口のうがい時間	1分間
5.	わが国の歯磨剤のフッ化物濃度上限値	1,000 ppmF
6.	3～6歳のフッ化物配合歯磨剤使用量	0.25 g（グリンピースサイズ）
7.	6歳以上のフッ化物配合歯磨剤使用量	0.25～0.5 g（歯ブラシの植毛部半分）
8.	フッ化物歯面塗布の製剤	酸性フッ化リン酸（APF）溶液，ジェル，フッ化ナトリウム（NaF）溶液，泡
9.	フッ化物歯面塗布のフッ化物濃度	9,000 ppmF
10.	フッ化物歯面塗布やフッ化物洗口後の飲食，うがいを避ける時間	30分間

表6 フッ化物応用法と口腔内フッ化物残留量

フッ化物の局所応用法		フッ化物濃度	1回量		口腔内残留量	
			使用量	フッ化物量	残留率	フッ化物量
フッ化物洗口	1/週	900 ppmF	10 ml	9 mgF	10～15%	1～1.5 mgF
	5～7/週	225, 250 ppmF	5～7 ml	1.13～1.58 mgF	10～15%	0.1～0.2 mgF
フッ化物配合歯磨剤		1,000 ppmF	0.25～0.5 g	0.25～0.5 mgF	30%	0.1～0.2 mgF
フッ化物歯面塗布		9,000 ppmF	2 ml	18 mgF	6～17%	1.1～3.1 mgF

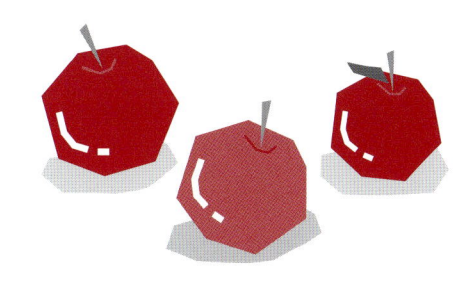

（筒井昭仁）

フッ化物の過量摂取に対する救急処置

1. フッ化物の量と中毒量との関係

- 症状が現れる最少量：2 mgF/kg（初期の中毒症状：吐き気，腹痛，下痢などの胃腸症状や唾液がダラダラ出る）
- 治療，入院などの処置を必要とする量：5 mgF/kg（推定中毒量）
- 命に差し障りがある最少量：71〜74 mgNaF/kg （NaF の死亡最低既知量：LDL_0）

フッ化物応用とフッ化物の量，および中毒量との関係

応用法		フッ化物洗口			フッ化物歯面塗布	フッ化物配合歯磨剤
		1回/週（週1回法）	5〜7回/週（毎日法）	ミラノール®オラブリス®*		
フッ化物濃度		900 ppmF	225 ppmF	250 ppmF	9,000 ppmF	1,000 ppmF以下
1人1回分	使用する量	10 ml（未就学児は 5〜7 ml）			2 ml（2 g）	0.25〜0.5 g
	フッ化物量	9 mgF	2.25 mgF	2.5 mgF	18 mgF	0.25〜0.5 mgF
推定中毒量	3歳児（12 kg）60 mgF	7人分	27人分	24人分	4人分	240回分
	5歳児（18 kg）90 mgF	10人分	40人分	36人分	5人分	360回分

* 分包状態のミラノール®，オラブリス®は1包で20〜25人分のフッ化物量となります．

2. もしもの場合の救急処置

体重1 kgあたり5 mgFを超えた場合や，吐き気をもよおしたり，腹痛などを訴える場合には病院に連れていきましょう．

フッ化物の過量摂取量に応じた救急処置（Bayless, 1985[1]）を改変）

体重1 kgあたりのフッ化物摂取量	救急処置
5.0 mgF/kg 未満	・カルシウムを与える．牛乳やアイスクリームを与えて数時間様子をみる． ・嘔吐させる必要はない．
5.0 mgF/kg 以上	・病院に連れて行き，2〜3時間観察する． ・催吐剤で嘔吐を誘導し，胃を空にする． ・経口的に可溶性カルシウムを投与．牛乳，5％グルコン酸カルシウムや乳酸カルシウムなど．
15 mgF/kg 以上	・緊急に入院させる． ・嘔吐させる． ・心臓モニタを取り付け，心不整脈のチェック．心電図でT波のピークとQ-T間隔の遅延を観察． ・10％のグルコン酸カルシウム溶液10 mlをゆっくりと静注．痙攣が引き続いたときはさらに量を増やす．電解質（CaとK量）をモニタ．必要なら補給． ・必要があれば利尿薬を用い，適切な尿量を維持する． ・ショックに対する一般的な処置を行う．

※病院では，処置を行う際に本表の救急処置が参考になります．この頁のコピーを一緒に病院に届けましょう．

（筒井昭仁）

用語解説

う蝕の指標【DMF, dmf】

う蝕は蓄積性の疾患であるため，う蝕を経験した歯または歯面の数を用いて，その広がりの程度を表すことがある．そのために，未処置のう蝕歯（decayed teeth），う蝕による抜去または喪失歯（missing teeth），処置されたう蝕歯（filled teeth）の合算された値（DMF または dmf）をもって表す．

う蝕経験を歯の本数で表すときには，永久歯ならば DMF 歯数（DMFT），乳歯ならば dmf 歯数（dmft），また，歯の歯面の数で表すときには，それぞれ DMF 歯面数（DMFS）および dmf 歯面数（dmfs）という指標が用いられる．平均 DMFT（または DMFS）とは，あるグループにおける永久歯の一人あたりう蝕経験歯数（または歯面数）のことである．

なお，乳歯列においては，5～6歳以降に自然脱落が増えるので，こうした自然脱落と抜去または喪失との区別が困難になる．よって，この年齢以降は，dmf の代わりに def（d と f は dmf と同じであるが，e は抜去すべき未処置歯 decayed deciduous teeth for extraction）を用いることがある．あるいは，m を数えることなく，dft または dfs で表すことがある．

歯質強化【耐酸性増強】

フッ化物には，歯質強化（耐酸性増強），再石灰化促進およびう蝕原因菌の酸産生を抑制するという3つのう蝕予防の作用がある．歯質の強化は，エナメル質のハイドロキシアパタイトの結晶がフッ化物に触れ，耐酸性のあるフルオロアパタイトの結晶に置き換わることによって行われる．

水道水フッ化物濃度調整【水道水フロリデーション，全身応用】

水道水フッ化物濃度調整とは，審美的に問題となる歯のフッ素症を発現させない範囲において，もっとも高いう蝕予防効果が得られるように，水道水中のフッ化物濃度を適正に調整する方法である．つまり，適正濃度のフッ化物が天然に含まれている水ではこれを直接利用し，また，水道水中のフッ化物濃度が不十分な地域ではフッ化物を添加して適正濃度になるように調整を行う．さらに，適正濃度より過量のフッ化物が天然に地域の水道水に含まれている場合には，適正濃度に至るまでフッ化物を部分的に除去あるいは希釈する必要がある（部分的な除フッ化物：partial defluoridation という）．

世界保健機関（WHO）は，水道水フッ化物濃度調整について，加盟各国に対して「実行可能な場合にはこれを導入すること，不可能な場合にはフッ化物のほかの応用方法

用語解説

を検討すること」を趣旨とする勧告を行っている．この方法を代替する公衆衛生的な全身応用としては，食塩のフッ化物濃度調整がある．

なお，water fluoridation の和訳として「水道水フッ化物添加」または「上水道フッ素化」が用いられてきたが，本来の意義ないし定義に則した表現としては，「水道水フッ化物濃度調整」のほうがよりふさわしい．

適正摂取量【推定平均所要量，許容上限摂取量】

「適正摂取量（adequate intake：AI）」とは，たとえばフッ化物の場合，水道水フッ化物濃度調整地区における住民のフッ化物摂取量に関する実際の観察から得られた平均値であり，「推定平均所要量（estimated average requirement：EAR）」の代替値として用いられる．

この適正量の基準は，過量摂取による健康障害（フッ化物の場合，歯のフッ素症や骨フッ素症）を防止するために設定される「許容上限摂取量（tolerable upper intake level：UL）」との組み合わせによって，より信頼できる意味をもつことになる．米国科学アカデミーの医学研究所（institute of medicine）によりフッ化物のAIとULが提示されている．この場合，AIはフッ化物量 0.05 mg/kg/日が基本となっている．

歯のフッ素症【斑状歯，白濁歯，慢性毒性】

歯のフッ素症とは，歯の形成期に過量のフッ化物を継続的に摂取していた場合に生ずる特異的な歯の形成障害である．過量のフッ化物に接した期間，頻度，年齢などによりその症状の程度が異なる．審美的に問題がなく，専門家でなければ検知できないような軽微なものから，歯の白斑や褐色斑（歯の一部または全部を覆う），さらには実質欠損を示す重度の形態まで，さまざまな症状の発現がみられる．

従来，フッ化物の局所応用によって歯のフッ素症が生じることはないと思われていたこともあったが，最近では，フッ化物配合歯磨剤の過剰な飲み込みによって歯のフッ素症が発現する可能性が指摘されるようになってきた．しかしながら，小児に対して適切な量（6歳未満では，歯磨剤はグリンピースサイズの量）による利用を心がけるようにすれば問題ない．

フッ化物が原因ではなくとも，歯のフッ素症と類似した形成不全を示す歯がみられることがあるので，その場合，診断には注意する必要がある．

用語解説

費用対効果【経済効果分析】

　　費用（たとえば，フッ化物応用に支払うべき対価）に対して，効果（この場合，う蝕予防の程度，およびその結果としての個人や集団における身体的，社会的あるいは心理的な変化）がどの程度であるかを算定し，さまざまな予防方法や医療行為を比較し評価する方法．

　　費用については金銭的な換算を行うが，効果については金銭的な換算をしない．

フッ化物錠剤【液剤，サプリメント】

　　フッ化物錠剤とは，フッ化物のサプリメント（supplements）として経口的に摂取することによって用いられるフッ化物応用の1つである．こうしたサプリメントは，錠剤，粒剤および液剤のかたちで供給されている．ただし，現在の日本では入手が困難である．

　　一種の「全身応用」とみなされるが，局所的な効果によるう蝕予防効果を高めるため，錠剤および粒剤は，飲み込む前に1〜2分間口の中に入れたままにすることが推奨されている．また，しゃぶったりなめたりできない乳幼児には液剤が用いられる．

　　この方法による歯のフッ素症のリスクを回避するために，その地域の飲料水中フッ化物イオン濃度と年齢を考慮した処方が強調されている．

有益元素【必須元素】

　　フッ化物がヒトにとって必須（essential）であるかどうかは，このことばをどのように定義するかによって決まる．たとえば，フッ化物は生命維持のために摂取しなければならない元素か，というのであれば，その答えは「いいえ」である．しかし，特定組織の保全や機能に寄与する元素であるか，というのであれば「はい」である．

　　いずれにせよ，フッ化物がう蝕予防に貢献することができるのは明白であり，適切に用いた場合，フッ化物が有益な（beneficial）元素であることは間違いない．

　　　　　　　　　　　　　　　　　　　　　　　　　　　　　（八木　稔）

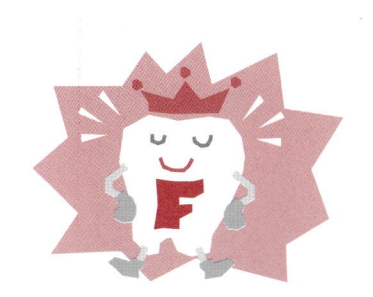

参考資料

　日本歯科医学会の「フッ化物応用についての総合的な見解」および日本歯科医師会の「フッ化物応用（水道水へのフッ化物添加）に関する見解」を受け，また「歯科口腔保健の推進に関する法律」や各道県の「口腔保健に関する条例」が施行されたことにより，わが国ではさまざまなフッ化物応用が普及しています．

1．「口腔保健とフッ化物」　日本歯科医学会（平成11年12月17日）

　日本歯科医学会は，医療問題検討委員会フッ化物検討部会から提出された「フッ化物応用についての総合的な見解」の最終答申を平成11年12月17日に了承しました．フッ化物応用委員会は，約2年間にわたってフッ化物に関する膨大な研究情報をもとにその有効性と安全性を評価し，わが国におけるフッ化物の応用は地域口腔保健向上への重要な課題であることをあらためて確認しています．そして次の2点の推奨を結論としました．

　　1．国民の口腔保健向上のためにフッ化物の応用を推奨すること．
　　2．わが国におけるフッ化物の適正摂取量を確定するための研究を奨励すること．

2．「フッ化物応用（水道水へのフッ化物添加）に関する見解」
　　　日本歯科医師会（平成12年2月21日）

　日本歯科医師会は，平成11年11月1日の日本歯科医学会（医療環境問題検討委員会フッ化物検討部会）の「フッ化物応用についての総合的な見解」に関する答申にある，「国民の口腔保健向上のためのう蝕予防を目的としたフッ化物の応用を推奨する」との主旨を，全面的に支持するものです．WHOは，水道水フッ化物添加について，加盟各国に対して「水道水フッ化物添加を検討し，実行可能な場合にはこれを導入すること，不可能な場合にはフッ化物のほかの応用方法を検討すること」を趣旨とする勧告を行っています．

　また，国際歯科連盟（FDI）において，水道水フッ化物添加については「う蝕の発生を安全かつ経済的に抑制する手段として，現状におけるもっとも有効な公衆衛生的施策であり，すべての関係当局にこれを推奨すべきこと」を決議しています．

　厚生労働省は，自治体からの，水道水フッ化物添加の技術支援要請に応じる旨回答しています．

　これらの状況をふまえ，日本歯科医師会は，水道水フッ化物添加が，各種フッ化物応用のなかで有効性，安全性，至便性，経済性などに対する公衆衛生的にすぐれた方法であると認識するが，水道水への添加という手段の性格上，この実施は，最終的には地方自治体の問題であり，その経過においては地域の歯科医師会をはじめとする関連専門団体，地域住民との合意が前提であると考えています．

3．「今後のわが国における望ましいフッ化物応用への学術支援」
　　　日本口腔衛生学会（平成14年9月13日）

　わが国におけるう蝕（むし歯）発生は近年減少傾向にありますが，欧米先進諸国に比べて依然として高い有病状況にあります．わが国の口腔保健指標の一つである8020を達成するためには，今後ともう蝕予防を推進していく必要があります．

　う蝕予防のためにWHO（世界保健機関）はフッ化物応用を推奨していますが，わが国においてはフッ化物局所応用（フッ化物歯面塗布法，フッ化物洗口法，フッ化物配合歯磨剤など）が漸次普及している状況であるものの，WHOが推奨するところの水道水フッ化物添加法は，わが国ではいまだに実現しておりません．水道水フッ化物添加法は，生命科学の基盤に即したフッ化物応用法の基礎をなす方法であり，生涯を通した歯質の強化と健康な歯列の保持，増進を目的に地域保健施策として，世界の多くの国々で永年の疫学的検証

参考資料

に基づいて実施されてきているものです．

　本学会として，日本歯科医師会の「弗化物に対する基本的な見解」を支持し，1972 年に水道水フッ化物添加法の推進を表明しました．そして，1982 年には「う蝕予防プログラムのためのフッ化物応用に対する見解」を公表しました．引き続き，日本歯科医師会は，水道水フッ化物添加法の効果・安全性を認めた厚生労働省の見解を支持し，地域歯科医師会，関連専門団体や地域住民の合意のもとに実施すべきであるとの見解を示しました．

　このような状況のなか，日本口腔衛生学会は，ここに 21 世紀のわが国における国民の口腔保健の向上を図るため，専門学術団体として，フッ化物局所応用および水道水フッ化物添加法を推奨するとともに，それらへ学術的支援を行うことを表明いたします．

4．「フッ化物洗口ガイドライン」
　　厚生労働省（平成 15 年 1 月 14 日）

　厚生労働省は，2003 年 1 月 14 日「フッ化物洗口ガイドライン」を発表し，同省の医政局長・健康局長名で都道府県知事宛に関係者への周知方お願いの通知を出しました．同時に，文部科学省の学校健康教育課から各都道府県教育委員会の学校保健主管課宛にも通知文が出されています．

　ガイドライン前文に示されたフッ化物洗口の位置づけを要約して紹介します．
・安全性，およびその効果は国内外の多くの研究で明らかにされている．
・学校等で行われる公衆衛生的な応用と，家庭で行う自己応用法があり，世界保健機関（WHO）等の勧告に従って行われているものである．
・実施している学校施設で，児童生徒のう蝕予防に顕著な効果を示している．
・自治体の歯科保健施策の一環として普及が期待されている．
・「健康日本 21」における 8020 運動の目標達成に不可欠の方策である．
・EBM（evidence based medicine）の観点からもすぐれたう蝕予防手段である．

5．日本弁護士連合会「集団フッ素洗口・塗布の中止を求める意見書」誤謬に対する日本口腔衛生学会の解説
　　（http://www.kokuhoken.or.jp/jsdh/file/news/news_111118_jsdh.pdf）

　表題の日本弁護士連合会からの「意見書」（平成 21 年 1 月 21 日）に対して，日本口腔衛生学会は，「意見書」に引用されているフッ化物洗口・歯面塗布に関する有害性や副作用は，国内外の医学・歯学専門機関の見解と相違し，科学情報の誤認や不合理な論旨が認められるとして，「意見書」の誤謬を細かく指摘し，解説した（上記 URL を参照）．そのうえで，学校・園におけるフッ化物洗口は学校保健管理の一貫として位置づけられ実施されることにより，教育的・組織的・環境的・経済的支援が有効に働き，長期の継続実施につながり，公衆衛生的な利点が最大限に発揮されるとの見解を表した．

　なお，日本歯科医師会，日本小児歯科学会，日本障害者歯科学会，日本むし歯予防フッ素推進会議も，同じく「意見書」の誤りを指摘し，フッ化物利用のさらなる推進を表明している．

6．「新編　フッ化物をめぐる誤解をとくための 12 章＋ 4 つの新トピックス」
　　眞木吉信編　平成 30 年 10 月 10 日発行

　「繰り返される不毛なフッ素論争」のなか，日本弁護士連合会の「集団フッ素洗口・塗布の中止を求める意

参考資料

見書」への対応として，日本口腔衛生学会フッ化物検討委員会のメンバーを中心とした日本全国のフッ化物研究者が，疑問符をつけられた内容に対して，倫理的あるいは公衆衛生的な考えや EBM に基づく理論を展開し解説したものである．

（磯﨑篤則）

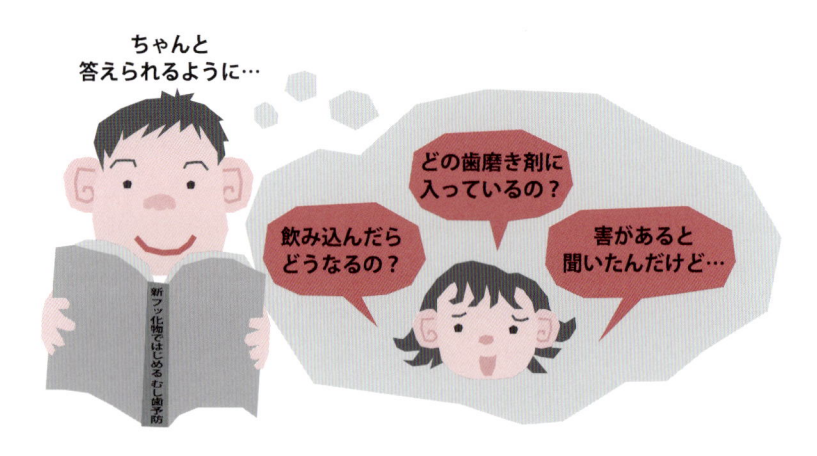

文　献

Ⅰ．各種のフッ化物局所応用

1．フッ化物歯面塗布
1) 可児徳子：フッ化物歯面塗布（日本口腔衛生学会フッ化物応用研究委員会編：フッ化物応用と健康―う蝕予防効果と安全性）．口腔保健協会，東京，2001，115～122．
2) 西田康文ほか：ある地域ベースの乳歯う蝕予防プログラムに関する評価―プリシード／プロシードモデルを用いて．口腔衛生会誌　40：329～340，1999．
3) WHO：Fluorides and oral health(Report of a WHO Expert Committee on Oral Health Status and Fluoride Use)．Geneva，1994，30～33．
4) Horowitz HS, Ismail AI：Chapter 17, Topical fluorides in caries prevention (Ole Feijerskov, Jan Ekstrand, Brian Burt ed：Fluoride Dentistry) Munksgaard, Copenhagen, 1996, 311～314．
5) 河野　節：リン酸酸性フッ化ナトリウム溶液歯面塗布法の齲蝕予防効果に関する研究．岐歯学誌　10：346～365，1983．
6) 佐久間汐子：フッ化物歯面塗布（予防歯科臨床教育協議会編：実践予防歯科）．医歯薬出版，東京，1999，39～40．
7) 安藤雄一，平田幸夫，岩瀬達雄ほか：地方自治体におけるフッ化物利用に関する全国実態調査報告書．平成17年度厚生労働科学研究「フッ化物応用による歯科疾患の予防技術評価に関する総合的研究」，東京，2006，12～20，29～30．
8) 須藤明子，小林清吾，堀井欣一：歯ブラシを用いたフッ化物ゲル歯面塗布法の口腔内残留フッ素量．口腔衛生会誌，42：387～392，1992．
9) 木次英五，吾妻英夫，藤巻範雄ほか：集団用フッ素イオン導入装置（フロリアート）によるう蝕予防効果．新潟歯学会誌，7：112～118，1977．
10) NPO法人　日本むし歯予防フッ素推進会議編：日本におけるフッ化物製剤(第8版)―フッ化物応用の過去・現在・未来―．口腔保健協会，東京，2010．

2．フッ化物洗口
1) 筒井昭仁：フッ素とその利用（岡田昭五郎ほか編：新予防歯科学，第2版）．医歯薬出版，東京，1996，127．
2) 筒井昭仁，堀井欣一，小林清吾，姫野達雄：フッ化物洗口法を中心とした地域歯科保健管理の成果．口腔衛生会誌　37：697～703，1987．
3) 郡司島由香：成人におけるフッ化物応用による齲蝕予防効果．口腔衛生会誌　47：281～291，1997．
4) 葭原明弘，佐久間汐子，峯田和彦ほか：フッ化物洗口法によるう蝕予防効果の成人期における追跡調査．口腔衛生会誌，54：314，2004．
5) 境　脩，筒井昭仁，佐久間汐子ほか：小学学童におけるフッ化物洗口法による17年間のう蝕予防効果．口腔衛生会誌　38(1)：116～126，1988．
6) 佐久間汐子，小林清吾，葭原明弘ほか：フッ化物洗口法とTargeted Sealantの複合応用によるう蝕予防管理．口腔衛生会誌　45：560～561，1995．
7) 田浦勝彦，坂本征三郎，坂本昌子，Douglass CW：フッ化物洗口法の経済効果―フッ化物洗口法の全国的導入が永久歯う蝕（5～24歳）治療費に及ぼす影響の推測―．口腔衛生会誌　46：226～232，1996．

3．フッ化物配合歯磨剤の利用
1) WHO World Health Organization：FLUORIDES AND ORAL HEALTH (Report of a WHO Expert Committee on Oral Health Status and Fluoride Use). Geneva, 1994, 27.
2) Santos AP, Oliveira BH, Nadanovsky P：Effects of Low and Standard Fluoride Toothpastes on Caries and Fluorosis: Systematic Review and Meta-Analysis. *Caries Res*, 47(5)：382～390．
3) ISO：Dentistry-Dentifrices-Requirements, test methods and making. https://www.sis.se/api/document/preview/912564/（2019年2月15日アクセス）
4) 厚生労働省医薬・生活衛生局安全対策課長通知：フッ化物を配合する薬用歯みがき類の使用上の注意について．
5) 日本口腔衛生学会　フッ化物応用委員会：フッ化物配合歯磨剤に関する日本口腔衛生学会の考え方．http://www.kokuhoken.or.jp/jsdh/file/statement/201803_fluoride.pdf（2019年2月15日アクセス）
6) Zero OT, Fu J, Espeland MA et al：Comparison of fluoride concentrations in unstimulated whole saliva following the use of a fluoride dentifrice and a fluoride rinse. *J Dent Res*, 67(10)：1257～1262, 1988.
7) Wright JT, Hanson N, Ristic H et al：Fluoride toothpaste efficacy and safety in children younger than 6 years A systematic review. *JADA*, 145(2)：182～189, 2014.
8) 下井戸さよ：ホームケア用フッ化物製剤のう蝕予防について―起床時唾液中フッ素濃度からの検討―．神奈川歯

文献

  学 32：43～60, 1999.
9) Duckworth RM, Knoop DTM, Stephen KW：Effect of mouthrinsing after toothbrushing with a fluoride dentifrice on human salivary fluoride levels. *Caries Res* 25：287～291, 1991.
10) Schwarz Eli, Lo Edward CM, Wong May CM：Prevention of early childhood caries-results of a fluoride toothpaste demonstration trial on Chinese children preschool after three years. *J Public Health Dent* 58(1)：12～18, 1998.
11) Holtta P, Alaluusua S：Effect of supervised use of fluoride toothpaste on caries incidence in pre-school children. *Int J Paed Dent* 2：145～149, 1992.
12) Jensen MK, Kohout F：The effect of a fluoridated dentifrice on root and coronal caries in an older adult population. *JADA* 117：829～832, 1988.

4．低年齢児への家庭内フッ化物応用
1) 田浦勝彦ほか：乳幼児における乳歯う蝕の改善について．口腔衛生会誌　45：562～563, 1995.
2) 荒川浩久ほか：これ一冊でわかるフッ化物の臨床応用（可児瑞夫監修）/歯科衛生士別冊．クインテッセンス出版，東京，1996, 55～56.
3) 荒川浩久：年齢・用途に応じたフッ化物製剤の使い方1―基本知識と幼児への応用編．歯科衛生士　25(5)：17～30, 2001.
4) 岩本義史：口腔保健のためのフッ化物応用ガイドブック（日本口腔衛生学会フッ素研究部会編）．口腔保健協会，東京，1994, 51～52.
5) 高江洲義矩ほか：21世紀の歯科医師と歯科衛生士のためのフッ化物臨床応用のサイエンス．永末書店，京都，2002, 40～46, 98～105.
6) 荒川浩久ほか：歯科衛生士のためのフッ化物応用のすべて．クインテッセンス出版，東京，2005, 84～92.
7) 眞木吉信ほか：フッ化物応用の科学．口腔保健協会，東京，2010, 84～92.
8) 荒川勇喜：低濃度フッ化物溶液による歯磨きに関する基礎的研究．神奈川歯学　44：141～149, 2009.

5．各種フッ化物局所応用の選択――複合応用について
1) 飯塚喜一，境　脩，堀井欣一編：これからのむし歯予防　わかりやすいフッ素の応用とひろめかた　第3版．学建書院，東京，2000.
2) 歯科保険点数請求ガイド研究会編：徹底ガイド歯科保険点数請求―平成14年10月版．医歯薬出版，東京，2002.
3) 小林清吾ほか：フッ化物洗口プログラム終了後のう蝕予防効果―洗口経験年数による比較―．口腔衛生会誌，43：192～199, 1993.

● II．各場面におけるフッ化物局所応用

1．診療室の実際
1) 福岡予防歯科研究会編：明日からできる診療室での予防歯科．医歯薬出版，東京，1998, 2～7.
2) 石川達也ほか編：かかりつけ歯科医のための新しいコミュニケーション技法．医歯薬出版，東京，2000, 203～205.
3) 日本口腔衛生学会フッ化物応用研究委員会編：フッ化物応用と健康―う蝕予防効果と安全性．口腔保健協会，東京，1998.

● III．フッ化物応用―すすめるポイント，答えるポイント

1．フッ化物応用―Q＆A
1) 厚生労働省：フッ化物洗口ガイドラインについて　医政発第0114002号，健発第0114006号　平成15年1月14日．
2) 高江洲義矩（日本語監修）：フッ化物と口腔保健―WHOのフッ化物応用と口腔保健に関する新しい見解―，第1版第4刷．一世紀出版，東京，2003, 49～51.
3) Fluoride and Oral Health. WHO Technical Report Series, No. 846：32～33, 1994.
4) Sakuma S：School-based fluoride mouth rinse programme for preschool children. WHO Oral Health Country/Area Profile Programme, http://www.whocollab.od.mah.se/wpro/japan/data/japfluprog.html（Access 2010/11/01）
5) 境　脩，筒井昭二，佐久間汐子ほか：小学学童におけるフッ化物洗口法による17年間のう蝕予防効果．口腔衛生会誌　38(1)：116～126, 1988.
6) 日本口腔衛生学会　フッ化物応用研究委員会：就学前からのフッ化物洗口法に関する見解．口腔衛生会誌　46：

文献

   116～118, 1996.
7) 日本口腔衛生学会 フッ化物応用研究委員会：フッ化物応用と健康―う蝕予防効果と安全性―第1版.（財）口腔保健協会, 東京, 1998, 106～111.
8) 文部科学省 平成20年度 学校保健統計調査報告書.
9) 健康日本21：各論, 6歯の健康, 目標値のまとめ, http://www.kenkounippon21.gr.jp/kenkou nippon 21/about/kakuron/index.html（Access 2011/01/11）
10) 稲葉大輔：学校保健統計（米満正美ほか編：新予防歯科学, 第4版). 医歯薬出版, 東京, 2010, 219～220.
11) 相田 潤：健康格差と社会的決定要因, ヘルスサイエンス・ヘルスケア, 6(1)：27～33, 2006.
12) 小林清吾：はじめに（日本口腔衛生学会フッ化物応用委員会編：フッ化物ではじめるむし歯予防). 医歯薬出版, 東京, 2007, IV～V.
13) 国土交通省信濃川河川事務所：なるほど信濃川. http://www.hrr.mlit.go.jp/shinano/shinanogawa_info/naruhodo/ryusui.html（Access 2010/11/29）
14) 日本むし歯予防フッ素推進会議：わが国における集団フッ化物洗口実態調査結果(2010年). http://www.nponitif.jp/newpage 115.html（Access 2010/11/29）
15) 著者名不明：Q&A（飯塚喜一ら編：8020運動を推進するこれからのむし歯予防 わかりやすいフッ素の応用とひろめかた, 第2版), 学健書院, 東京, 1996, 68.

2. フッ化物とは

1) Ekstrand J, Fejerskov O, Silverstone LM：Fluoride in Dentistry. Munksgard, Copenhagen, 1988, 151.
2) 日本口腔衛生学会 フッ素研究部会：口腔保健のためのフッ化物応用ガイドブック.（財）口腔保健協会, 東京, 1996, 65～66.
3) Ekstrand J, Fejerskov O, Silverstone LM：Fluoride in Dentistry. Munksgard, Copenhagen, 1988, 44.

3. フッ化物応用とその働き

1) 川崎浩二：初期う蝕の診断と再石灰化療法（福島正義ほか編：新・MI 臨床&接着修復). Dental Diamond 増刊号 27(384)：38～43, 2002.
2) Cate JM ten, Duijsters PPE：Influence of fluoride in solution on tooth demineralization. I. Chemical data. *Caries Res* 17：193～199, 1983.
3) Cate JM ten, Duijsters PPE：Influence of fluoride in solution on tooth demineralization. II. Microradiographic data. *Caries Res* 17：513～519, 1983.
4) Newbrun E：The fluoridation war：a Scientific dispute or a religious argument? *J Pubic Health Dent* 56：246～252, 1996.
5) Easely MW：The new antifluoridationists：Who are they and how do they operate? *J Pubic Health Dent* 45(3)：133～141, 1985.
6) Lowry RJ：Antifluoridation propaganda material the tricks of the trade. *BDJ* 189：528～530, 2000.

4. う蝕予防とフッ化物応用の歴史

1) NPO法人日本むし歯予防フッ素推進会議編：フロリデーション・ファクツ 2005―正しい科学に基づく水道水フッ化物濃度調整―. 口腔保健協会, 東京, 2006.
2) 田浦勝彦, 小林清吾：水道水フロリデーション.（一財）口腔保健協会, 東京, 2013.

5. 日本のフッ化物応用―1

1) 富取卯太治：本邦ニ於ケル地方病的歯牙項組織ノ異常ニ就イテ. 大日本歯科医学会雑誌 48：45～59, 1928.
2) 正木 正, 三村 勝：隆日本に於ける所謂斑状歯 Mottled teeth の地理的分布. 歯科医学 36：875～893, 1931.
3) 美濃口 玄：特集/フッ素＜上＞ 宝塚事件を振り返って. 歯界展望 50：793～802, 1977.
4) 宝塚市フッ素問題調査研究会：宝塚市の斑状歯をめぐるフッ素問題調査研究に関する最終報告書. 宝塚市水道局（宝塚), 1988.
5) 美濃口 玄：山科地区上水道弗素11カ年の成績ならびに上水道弗素化をめぐる諸問題. 京大口科紀要 4：55～124, 1964.
6) 美濃口 玄, 小野尊睦, 今川真吾ほか：齲蝕予防のための上水道への弗化物添加について 第14回口腔衛生学会パネルディスカッションの記録. 京大口科紀要 6：1～22, 1966.

文 献

7) 上田喜一：研究報告書 飲料水中フッ素の許容量に関する研究．厚生科学研究総第 208 号：1〜12，1978.
8) Kobayashi S, Kawasaki K, Takagi O et al: Caries experience in subjects 18-22 years of age after 13 years' discontinued water fluoridation in Okinawa. *Community Dent Oral Epidemiol* 20：81〜83，1992.
9) 加藤久二，中垣晴男，石井拓男ほか： 三重県朝日町における上水道フッ素化 3 年 9 ヶ月の齲蝕抑制効果について．口腔衛生会誌 25：13〜28，1975.
10) 筒井昭仁：飲料水中フッ素濃度と乳歯う蝕り患状況の関係に関する研究．口腔衛生会誌 36：189〜214，1986.
11) 八木 稔：飲料水中フッ素濃度と永久歯齲蝕罹患状況．口腔衛生会誌 41：323〜343，1991.
12) 筒井昭仁，瀧口 徹，斎藤慎一ほか：飲料水中フッ素濃度と歯牙フッ素症および非フッ素性白斑発現の関係．口腔衛生会誌 44：329〜341，1994.
13) Tsutsui A, Yagi M, Horowitz AM: The prevalence of dental caries and fluorosis in Japanese communities with up to 1.4 ppm of naturally occuring fluoride. *J Publ Hlth Dent* 60：147〜153，2000.
14) 田沢光正，飯島洋一，久米田俊英ほか：フッ素地区および非フッ素地区における永久歯の歯種別ウ蝕罹患性についての疫学的分析．口腔衛生会誌 29：62〜73，1979.
15) 飯島洋一，高江洲義矩，稲葉大輔ほか：天然フッ素地区・北津軽における飲料水中フッ素濃度別の歯牙フッ素症発現に関する疫学的研究．口腔衛生会誌 37：688〜696，1987.
16) 上田喜一，飯塚喜一，藤村 豊ほか：高濃度天然フッ素水道給水地区の疫学的研究 第 1 報 学童のう蝕および斑状歯罹患状況．口腔衛生会誌 18：35〜45，1968.
17) 筒井昭仁：フッ化物応用と公衆衛生．保健医療科学 52：34〜45，2003.
18) Murray JJ: Prevention of oral disease 3 rd edition. Oxford: Oxford University Press, 1996. 37〜38.
19) 口腔衛生学会上水道弗素化調査委員会：上水道弗素化の齲蝕予防効果に関する調査報告．口腔衛生会誌 12：27〜41，1962.
20) 眞木吉信，高江洲義矩，小林清吾ほか：沖縄県における水道水フッ素化中断 13 年後の歯科的影響 (3) ─Enamel Mottling─．口腔衛生会誌 36：412〜413，1986.
21) US Public Health Service: Public Health Service drinking water standards, 1962. PHS Pub no. 956, 1962.
22) 日本歯科医学会：フッ化物応用についての総合的な見解．1999.
23) 厚生労働省医政局：全国厚生労働関係部局長会議資料（平成 13 年 1 月 18 日）．
http://www.mhlw.go.jp/topics/0101/bukyoku/isei/tp 0119-1 d.html # 4（Access 2010/12/20）
24) 日本歯科医師会：フッ化物応用（水道水へのフッ化物添加）に関する見解．2000.
25) 日本口腔衛生学会：今後のわが国における望ましいフッ化物応用への学術支援．口腔衛生会誌 52：5，2002.

5．日本のフッ化物応用─ 2
1) 安藤雄一ほか：フッ化物洗口・家庭応用法の歯科医院における指導に関する全国実態調査．口腔衛生会誌，55：22〜31，2005.
2) Komiyama K, Kimoto K, Taura K, Sakai O: National survey on school-based fluoride mouth-rinsing programme in Japan: regional spread conditions from preschool to junior high school in 2010. *Int Dent J* doi: 10. 1111/idj. 12068, 2013.
3) 田浦勝彦ほか：フッ化物洗口の都道府県別にみた普及の推移〜国の政策が果たした役割の検討〜．口腔衛生会誌 60：556〜562，2010.

フッ化物の過量摂取に対する救急処置
1) Bayless JM, Tinanoff N : Diagnosis and treatment of acute fluoride toxicity. *JADA* 110：209〜211，1985.

「NPO法人 日本フッ化物むし歯予防協会」は全国のフッ化物応用の普及を支援します

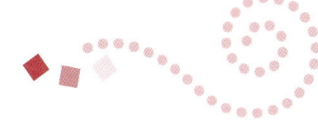

「NPO法人 日本フッ化物むし歯予防協会」は，むし歯予防のための公衆衛生的なフッ化物の応用をすすめる全国組織で，通称「日F(にちえふ)」とよばれています．

この組織の前身は，1977年発足の「フッ素によるムシ歯予防全国協議会」で，その規約の目的の項には，「う蝕予防のために必要な水道水フロリデーションおよび，園児・学童に対するフッ化物洗口の実施推進を中心とする種々の公衆衛生活動を行う」とあり，その運動方針には「広く広報啓発活動を行い，目的推進のために，全国各地で講習会，研究会を行う」としました．

この目的と運動方針は，これを引き継いだ「NPO法人 日本フッ化物むし歯予防協会」によって，今日に至るまでの四十数年にわたり，毎年，全国各地で開催される全国大会をはじめとする啓発活動が綿々と続けられてきました．そしてこのたび，医歯薬出版により出版される本書の読者の方々に対しても，情報提供の原則は守られます．

フッ化物によるむし歯予防に関するご質問やご意見がございましたら，どうぞご遠慮なく下記の本会事務局にお寄せください．また，入会をご希望の方もお気軽にお申し出ください．いずれも適切な対応をさせていただきます．

本会事務局：

宛先：〒421-0421　静岡県牧之原市細江4521-1　榎田中外

電話：0548-22-0114　FAX：0548-22-5580

なお，日F会員のためのサービスとしては以下の「NPO日Fメーリングリスト」および「NPO日Fホームページ」があります．

● NPO日Fメーリングリスト

フッ化物に関する最新情報を得ることができ，登録者全員とフッ化物に関する情報交換ができます．現在，その利便性から登録者が増加し，342人の方が登録し利用しています．

● NPO日Fホームページ」(URL：http://www.nponitif.jp/)最新のフッ化物に関するデータをダウンロードすることができます．さらに，フッ化物に関する出版物の紹介，研修会情報などの紹介をしています．

（NPO法人 日本フッ化物むし歯予防協会会長　山内皓央）

索 引

● あ

アルミニウム　95,98
イオン導入法　12
エノラーゼ　104
エビデンス（証拠）　94
オラブリス　14,40
オリエンテーション　60
う窩　103
う蝕多発傾向者　54
う蝕予防効果の持続　27
お茶　120
泡状のフッ化物配合歯磨剤　40,45
泡状歯磨剤　30,48
胃腸管　98
陰イオン　95
栄養素　97
液体歯磨剤　30,48
沖縄県　112

● か

カイスの3つの輪　iv
カルシウム　95,98
クラーク数　96
グランドラピッズ　108
グリンピースサイズ　34,49,124
コーティング材　52
過剰摂取　34
過量摂取　122
学校保健安全法　21
環境汚染　94
環境物質　96
議員　76
議会　72,76,79
吸収率　98
急性中毒量　88,92,120
救急処置　122
許容上限摂取量　100,124
強制　80
矯正用接着材　52
行政　80
局所応用　101
禁忌　93
経済効果分析　28
蛍石　96
血中濃度　98
研磨ペースト　53
健康格差　94
健康日本21　94,127
原子番号　95
口腔内フッ化物残留量　121

口腔内残留量　88
厚生労働省　115,127
高齢者　49
国際歯科連盟　110
骨フッ素症　100
骨性食品　98
根面う蝕　6,27,38,49
根面のう蝕　36

● さ

サホライド　88
シーラント　28,49,50,61,90
ジェル状フッ化物配合歯磨剤　40
ジェル状歯磨剤　46
スプレータイプ　30
セメント　51
セルフケア　62,63
再石灰化　102
再石灰化促進　85,105,123
参考人招致　72
自然環境物質　84
至適フッ化物濃度　114
使用期限　92
指示書　24
歯科保健条例　69
歯科保健推進条例　117
試薬　15
自由参加　80
蛇口付き溶解ポリタンク　21
周期表　95
初期う蝕　103
小ポリビン　15
小窩裂溝填塞材　50
証拠の質I　94
条例　70
食塩へのフッ化物添加　124
診療室　57
水質汚濁法　94
水道水フッ化物濃度調整　101,123
水道水フロリデーション　107
出納簿　24
世界食糧農業機関　97
世界保健機関　97,110
成人　49
摂取量　97
全身応用　101,123
代謝系酵素　104
耐酸性増強　85,123

● た

テフロン加工　95

ディーン　109
ディスペンサー付き分注ビン　21,22
ディスペンサー付きポリ容器　15
デンタルリンス　91
トレー法　5
宝塚市　111
宝塚市フッ素問題調査研究会　112
脱灰　102
脱灰抑制　104
知覚過敏　92
致死量　120
蓄積　98
中毒量　122
低年齢児　48
低年齢児への家庭内フッ化物応用　39
低濃度のフッ化物溶液　43
適正フッ化物摂取量　100
適正摂取量　100,124
天然元素　96

● な

日本口腔衛生学会　115,126
日本歯科医学会　115,126
日本歯科医師会　115,126
日F　133
尿　98

● は

ハイドロキシアパタイト　85,102,123
ハロゲン族　95
バトラーF洗口液　15
フッ化カルシウム　106
フッ化ジアンミン銀　88
フッ化ジアンミン銀塗布　61
フッ化ナトリウム　91,95
フッ化ナトリウム洗口液　15
フッ化ナトリウム粉末　15
フッ化洗口　116
フッ化第一スズ　91
フッ化物　95
フッ化物イオン　95
フッ化物スプレー　40,46,48,64,86,101
フッ化物スプレーの噴霧　39
フッ化物歯面塗布　2,3,61,79,101,118
フッ化物徐放性修復材料　50
フッ化物錠剤　101,125

134

索　引

フッ化物洗口　2,13,101
フッ化物洗口ガイドライン　116,127
フッ化物添加食塩　101
フッ化物濃度　87
フッ化物濃度調整装置　115
フッ化物配合　91
フッ化物配合歯磨剤　2,29,30,101,117
フッ素化合物　95
フッ素元素　95
フッ素樹脂　95
フッ素樹脂加工　95
フルオール・ゼリー　64
フルオロアパタイト　85,104,105,123
フロリデーション　111,123
プロフェッショナルケア　61,62,63
ヘルスプロモーション　68
吐き出し　40
歯ブラシ法　4,12
歯のフッ素症　91,97,100,109,112,124
歯のフッ素症の分類基準　109
排水基準　94
排泄　98
廃液　94
反対運動　79
反対論　119
半練り（ペースト）状歯磨剤　30
斑状歯　91,97,109,111,124
費用対効果　125

微量元素　97
必須元素　97,125
氷晶石　96
表層下脱灰　103
秤量　23
広口ビン　21,22,25
不快症状　92
複合応用　47,48
分子量　95
平均DMFT　94,123
併用　87
保険診療　54

● ま

ミラノール　14,40
モノフルオロリン酸ナトリウム　91
むし歯予防効果　86
慢性毒性　124
三重県朝日町　112
美濃口　112
綿球法　5
文部科学省　127

● や

薬剤師　23
山科　112
有益元素　97,125
予防システム　58,64

● ら

ライフステージ　59
リコール管理　60

リスク判定　58
リン灰石　96
リン酸カルシウム　85
レノビーゴ　40,46

■ 数　字

8020運動　127

■ 欧　文

AI（adequate intake）　100
CaF_2　106
Check-Up foam　40,45
check-up gel　46
DMF　123
dmf　123
EBM　iv,127
FAO　97
FDI　110
NaF　95
NPO法人　日本むし歯予防フッ素推進会議　119,133
pH　102
PMTC　53,63
PTC　63
UL（tolerable upper intake level）　100
WHO　97,110

執筆者一覧

荒川　浩久	神奈川歯科大学　特任教授
磯﨑　篤則	朝日大学　教授，朝日大学歯科衛生士専門学校　校長
川崎　浩二	長崎大学病院総合患者支援部　地域医療連携センター
小林　清吾	NPO法人日本フッ化物むし歯予防協会， 認定NPO法人ウォーターフロリデーションファンド
境　脩	福岡歯科大学　名誉教授
佐久間汐子	三条看護・医療・歯科衛生専門学校　非常勤講師
佐々木　健	北海道上川総合振興局保健環境部保健行政室（上川保健所）医療参事， 北海道立旭川高等看護学院長
田浦　勝彦	NPO法人日本フッ化物むし歯予防協会
筒井　昭仁	NPO法人ウェルビーイング附属研究所
中村　譲治	NPO法人ウェルビーイング
西田　康文	北蒲原歯科医師会
晴佐久　悟	福岡看護大学大学院　基礎・基礎看護部門　教授
平田　幸夫	神奈川歯科大学　名誉教授
古川　清香	平塚保健福祉事務所
森下　真行	もりした歯科クリニック
八木　稔	三条看護・医療・歯科衛生専門学校　非常勤講師

（五十音順）

【編者略歴】

筒井　昭仁（つつい　あきひと）
- 1950年　福岡県生まれ
- 1974年　九州歯科大学卒業
- 1988年　福岡歯科大学　助教授
- 2007年　福岡歯科大学　准教授
- 2013年　福岡歯科大学　教授
- 2015年　NPO法人ウェルビーイング附属研究所　主席研究員

八木　稔（やぎ　みのる）
- 1952年　長崎県生まれ
- 1980年　新潟大学歯学部卒業
- 2004年　新潟大学医歯学系　助教授
- 2007年　新潟大学医歯学系　准教授
- 2018年　新潟リハビリテーション大学　非常勤講師
- 2020年　三条看護・医療・歯科衛生専門学校　非常勤講師

新フッ化物ではじめるむし歯予防　　ISBN978-4-263-44333-0

2011年3月20日　第1版第1刷発行
2022年2月10日　第1版第7刷発行

編　者　筒　井　昭　仁
　　　　八　木　　　稔
発行者　白　石　泰　夫
発行所　医歯薬出版株式会社

〒113-8612　東京都文京区本駒込1-7-10
TEL. (03) 5395-7638（編集）・7630（販売）
FAX. (03) 5395-7639（編集）・7633（販売）
https://www.ishiyaku.co.jp/
郵便振替番号　00190-5-13816

乱丁，落丁の際はお取り替えいたします　　印刷・あづま堂印刷／製本・皆川製本所

© Ishiyaku Publishers, Inc., 2011. Printed in Japan

本書の複製権・翻訳権・翻案権・上映権・譲渡権・貸与権・公衆送信権（送信可能化権を含む）・口述権は，医歯薬出版(株)が保有します．
本書を無断で複製する行為（コピー，スキャン，デジタルデータ化など）は，「私的使用のための複製」などの著作権法上の限られた例外を除き禁じられています．また私的使用に該当する場合であっても，請負業者等の第三者に依頼し上記の行為を行うことは違法となります．

JCOPY　<出版者著作権管理機構　委託出版物>
本書をコピーやスキャン等により複製される場合は，そのつど事前に出版者著作権管理機構（電話 03-5244-5088，FAX 03-5244-5089，e-mail : info@jcopy.or.jp）の許諾を得てください．